肛肠疾病有问必答

梁靖华　主编

中国人口出版社
China Population Publishing House
全国百佳出版单位

图书在版编目（CIP）数据

肛肠疾病有问必答/梁靖华主编. --北京：中国人口出版社，2022.1
ISBN 978-7-5101-8055-2

Ⅰ.①肛… Ⅱ.①梁… Ⅲ.①肛门疾病-诊疗-问题解答②肠疾病-诊疗-问题解答 Ⅳ.①R574-44

中国版本图书馆CIP数据核字(2021)第204756号

肛肠疾病有问必答
GANGCHANG JIBING YOU WEN BI DA
梁靖华　主编

责任编辑	刘继娟
美术编辑	夏晓辉
责任印制	林　鑫　王艳如
出版发行	中国人口出版社
印　　刷	北京柏力行彩印有限公司
开　　本	880毫米×1230毫米　1/32
印　　张	6.125
字　　数	135千字
版　　次	2022年1月第1版
印　　次	2022年1月第1次印刷
书　　号	ISBN 978-7-5101-8055-2
定　　价	49.80元

网　　址	www.rkcbs.com.cn
电子信箱	rkcbs@126.com
总编室电话	(010) 83519392
发行部电话	(010) 83510481
传　　真	(010) 83538190
地　　址	北京市西城区广安门南街80号中加大厦
邮政编码	100054

编委会

主编介绍

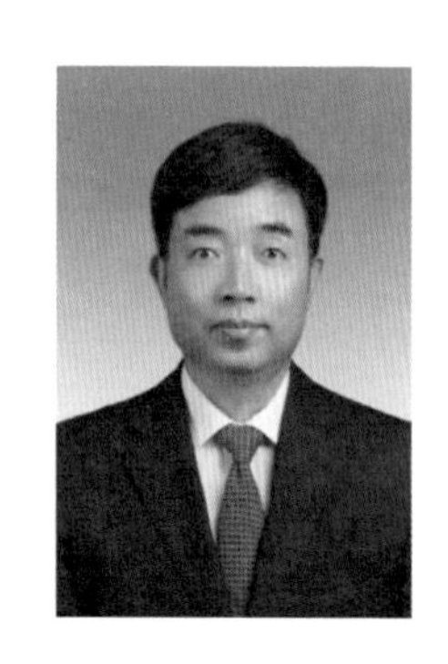

梁靖华，深圳市中医肛肠医院（福田）副院长、主任医师、硕士研究生导师，国务院特殊津贴专家、陕西省名中医、西安市学术技术带头人、西安市首届名中医、深圳市第五批名中医药专家学术经验继承指导老师。中华中医药学会肛肠分会副会长（第六届）、中国中医药研究促进会肛肠分会副会长、中国民族医药学会肛肠分会副会长、世中联外科委员会副会长、中国民间中医医药研究开发学会肛肠分会副会长、中医药高等教育协会肛肠分会副会长、中国便秘联谊会副会长、深圳市医师协会肛肠分会副会长、深圳市中医药学会常务理事。曾任西安市中医院副院长，陕西省中医药学会肛肠专业委员会主任委员，陕西省保健协会肛肠专业委员会主任委员，西安市中医学会副会长，国家级重点专科、重点学科、国家级区域诊疗中心项目负责人，陕西省卫生计生高级专业技术资格评审评委会评委，外科组组长，副主任委员，陕西省医疗技术事故鉴定委员会专家库成员。《中华现代外科学》《世界中西医结合杂志》常务编委。

毕业于陕西中医药大学，从事中西医结合治疗大肠、肛门疾病临床教学、科研工作30余年，主刀手术万余例。2019年作为深圳市高层次人才、福田区重点专科领军人才、学科带头人引进至深圳市中医肛肠医院（福田）。对肛肠外科具有较高的造诣，治疗秉承“简、效、便、廉”的学术思想。擅长治疗肛瘘、肛周脓肿、混合痔、肛裂、婴幼儿肛肠疾病、便秘、肛乳头瘤、肛周湿疹、肛周瘙痒、坏死性筋膜炎、藏毛窦、结直肠息肉、溃疡性结肠炎。自创的“肛腺切除并桥式引流术”治疗复杂性肛瘘的临床研究获中国中医药研究促进会科学技术进步奖二等奖、中国中医药研究促进会科学技术进步奖二等奖；“手术联合中药治疗婴幼儿肛瘘的临床研究”获中国中医药研究促进会科学技术进步奖三等奖。主持或参与省级课题11项，获省、市级科学技术进步奖三项，出版专著2部，发表论文近50篇，获得专利2项。先后被评为“全国中医肛肠学科名专家”“陕西省中医药科技工作先进个人”“福田好医生”“福田区卫生系统优秀共产党员”等。2020年经广东省卫健委批准成立“梁靖华广东省名中医工作室”。

序

肛肠疾病是一种常见病、多发病，俗话说“十人九痔”，可见其发病率之高。该病由饮食不节、熬夜、久坐、生活压力过大等因素引起。两千多年来，我国医学在肛肠疾病防治方面积累了丰富的经验，特别是近 30 年来，通过肛肠医生的不懈努力，肛肠学科水平迅速提高，专科队伍不断壮大，许多患者得到及时有效的治疗。在诊治肛肠疾病的过程中，专科医师、尤其是基层医师及广大患者渴望有一本深入浅出的参考资料。作者根据医者、患者的需求，科学地、实事求是地对肛肠疾病的预防、治疗方法的正确选择、术后可能发生的问题、诊治注意事项等诸多方面做出简明扼要的介绍。

作者从事中医肛肠专科临床、教学、科研三十余年，在肛肠常见病诊治方面，积累了丰富的临床经验，尤其在复杂性肛瘘、肛周脓肿、环状混合痔、婴幼儿肛肠疾病、便秘等疑难杂症的治疗方面具有较高造诣。

《肛肠疾病有问必答》一书涵盖了 16 种肛肠常见疾病，以及特殊人群肛肠疾病、胃肠镜、麻醉、护理等相关内容，通过一问一答的形式解读每一种疾病的诊断、治疗、预防、护理等相关问题。该书图文并茂、内容翔实、理论与实践结合，吾欣然推荐，为肛肠病科医师，尤其是基层专科医师以及患者提供一本通俗、实用之优质读物。

世界中医药学会联合会
盆底医学专业委员会　会长：丁义江

（丁义江，江苏省南京市中医院名誉院长、中西医结合主任医师，教授、博士生导师，丁氏痔科第九代传人，省名中西医结合专家，第四、五、六批全国老中医药专家学术经验继承工作指导老师。从事中医肛肠医疗、国家级的师承及科研工作四十余年。他擅长应用中医药疗法，并善于吸收现代医学之长，治疗痔病、高位复杂性肛瘘、溃疡性结肠炎、结直肠功能障碍性疾病等。第14届亚太地区结直肠医师联盟学会主席；世界中医药学会联合会盆底医学专业委员会会长；世界中医药学会联合会肛肠专业委员会顾问；中华中医药学会肛肠专业委员会顾问；中华医学会外科分会肛肠外科高级顾问；全国中医药高等教育临床研究会肛肠分会顾问；江苏省中西医结合学会大肠肛门病专业委员会顾问；《中华胃肠外科杂志》顾问；美国结直肠外科学会会员；*Journal of the Korean Society of Coloproctology*《韩国结直肠病杂志》、《中国肛肠病杂志》等编委。

目录

CONTENTS

第一章 常见肛门疾病

第一节 痔疮

1. 痔疮的主要症状是什么?

答：痔疮的主要症状是肛门肿物脱出、便鲜红色血、肛门坠胀感等，也可能伴有肛门潮湿、瘙痒、疼痛等症状。

2. 怀疑自己得了痔疮需要做什么检查?

答：需要由专科医生进行肛门指诊和肛门镜检查，如果伴有顽固性的便秘、反复发作的腹痛、黏液血便或排除痔疮以外的出血等症状，就应该做肠镜检查。

3. 经常便血，是得了肠癌还是痔疮?

答：肠癌也可能会伴随便血、痔疮，但根据易发年龄，便血的颜色、血量的多少，是否夹杂黏液，大便的次数和形状有无改变，是否有比较明显的体重下降等，一般专业的医生可以加以鉴别，必要时肠镜检查结合病理检查即可确诊。

4. 为什么会得痔疮呢?

答：这很可能和饮食、作息习惯有关，如平日久坐，蹲厕时间比较长，酗酒，喜欢吃辣、牛羊肉火锅、烧烤、酸菜鱼等；也可能和一些基础疾病有关，如便秘、高血压、肝硬化等。此外，妊娠期易患痔疮。

5. 痔疮怎么预防?

答：①养成良好的排便习惯，排便时间以 3 ~ 5 分钟为

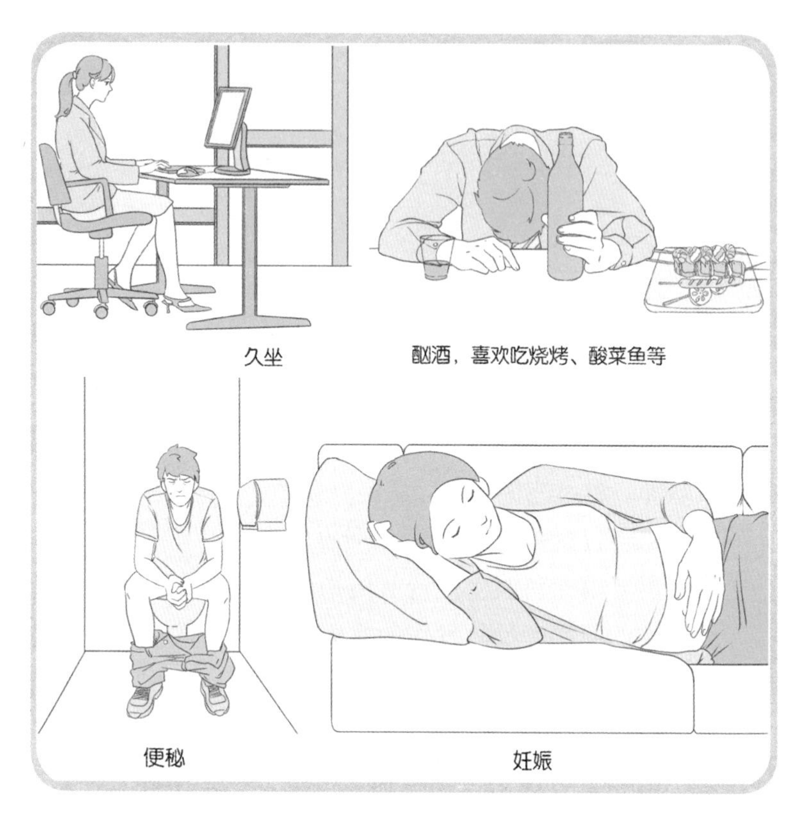

宜；②清淡饮食，养成空腹喝水的习惯；③加强体育锻炼，多做提肛运动；④积极治疗各种慢性疾病；⑤避免久站、久坐及引起持续性腹压升高的各种因素。

6. 痔疮大致分为几种?

答：目前，痔疮主要分为内痔、外痔、内外痔以及混合痔四种类型。（见 182 页图 1–1、图 1–2）

7. 痔疮脱出，是否需要及时还纳?

答：痔疮脱出应尽快还纳，避免组织炎性水肿、血栓形成，使还纳困难、疼痛加重。

8. 痔疮严重程度如何区分？

答：痔疮分度一般主要是指内痔分度，共分四度（见表1-1）。

表1-1　内痔分度及主要表现

内痔分度	主要表现
一度	内痔出血，没有痔核脱出
二度	在出血的基础上有痔核脱出，自己可以还纳
三度	痔核脱出后需用手还纳
四度	痔核脱出以后用手也不能还纳

9. 外痔有几种类型？

答：外痔有四种类型：①结缔组织性外痔，表现为柔软的赘生皮瓣，一般无疼痛，不出血；②静脉曲张性外痔，表现为呈暗紫色血管团，随着便时腹部压力增大而增大；③血栓性外痔，表现为暗紫色、圆球形肿块，稍触碰即可引起疼痛；④炎性外痔，表现为如水疱样的突起，肿胀疼痛明显。

10. 痔疮在什么情况下选择保守治疗，什么情况下需要手术？

答：这个问题没有绝对的标准，一般医生会根据患者的症状、年龄、是否有基础病、有无并发症及患者的需求综合判断，具体情况请咨询专科医生。

11. 痔疮是发作时手术好，还是平时状态下手术好？

答：痔疮无论是发作期还是平稳期，都可以安排手术，四度的痔疮以及保守治疗无效、便血、疼痛、脱出等症状明显的痔疮应尽快手术治疗。

12. 痔疮手术方式有哪些?

答: 痔疮的手术方式很多，目前临床常用的有：①改良混合痔外剥内扎术；②内痔硬化剂注射术；③内痔套扎术（RPH）；④直肠黏膜环切术（PPH）；⑤选择性痔上黏膜吻合术（TST）等，具体采取哪种手术需要专科医生根据个人体质和病情等情况进行综合考虑。

13. 哪种痔疮手术是微创的?

答: 常说的微创手术是相对于传统手术而言的，一般是指 PPH、RPH、TST 等器械手术，微创秉承的是相对来说创伤小、痛苦少的手术理念，而不是特指某一种手术方式，医生可以根据患者的病情及身体状态、经济因素等综合考虑手术方式的选择。当每个操作都能体现微创化这一理念的时候，无论是传统手术还是使用现代器械的手术都称得上微创手术。同时，微创不等于风险小，不能作为评判手术好坏的唯一标准。

14. 痔疮手术术中会痛吗?

答: 痔疮的手术时间一般不长，手术全程麻醉，而且目前可供选择的麻醉方式多样，可以根据患者的情况进行选择，会尽量让患者在手术过程中零疼痛。

15. 月经是否会对手术造成影响?

答: 目前经期会不会增加感染和出血的风险仍存在争议，但经期难免对女性生理及心理产生影响，所以对于急诊手术，无法选择日期，但对于择期手术、日间手术，尽量避开月经期安排住院手术。

16. 痔疮术后伤口是否会疼痛难忍?

答: 不会的。现在很多医院已经实施了无痛病房管理，手术后我们有多种止痛方案可选择，止痛栓、止痛乳膏、止痛片和止痛针、镇痛泵都可以在必要时使用，确保术后的少痛甚至无痛。

17. 痔疮手术需要住院多久？

答：建议术前 1 天入院，完善术前抽血、胸片（孕期除外）、心电图等常规检查，无特殊情况一般第二天即可安排手术，轻者术后 3 ～ 5 天，重者 7 天左右伤口恢复良好，就可以出院了，总的恢复期为 1 个月左右。

18. 痔疮术前要注意些什么？

答：术前清淡饮食，充分休息，如有高血压、糖尿病等基础疾病，需要控制平稳后再进行手术；手术期间可能需要用抗生素，所以术前 1 周内不要饮酒；如果您之前在服用阿司匹林、硫酸氢氯吡格雷片，为防止术中术后异常出血情况，需停药一周后才可以实施手术，请咨询开具药品的专科医生可否停药；经期不推荐进行手术；术前要有禁食禁饮时间，具体时长因麻醉不同而异。

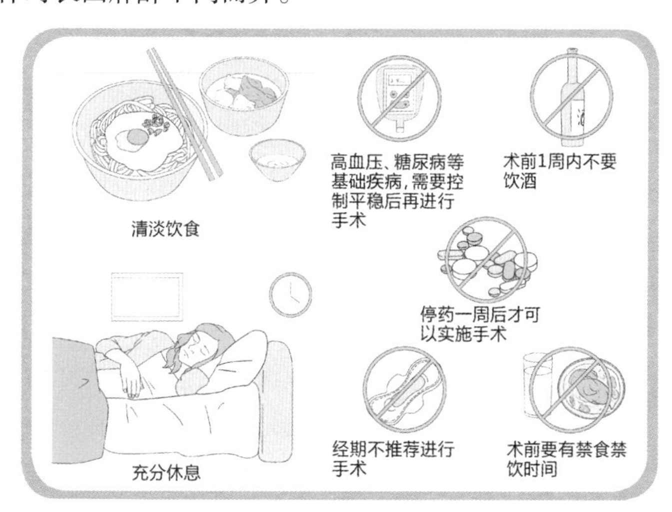

19. 痔疮术后会大便失禁吗?

答: 现在痔疮手术对肛门括约肌几乎不损伤或损伤很少，只要是正规医院的手术一般不会造成大便失禁。

20. 痔疮术后会造成肛门狭窄吗?

答: 一般不会，术后早期排便可以很大程度减少肛门狭窄的发生，个别环状混合痔患者由于精神过度紧张、括约肌痉挛、术后瘢痕挛缩等都会有狭窄的可能，但只要规律复诊，必要时进行扩肛，完全可以恢复。

21. 痔疮术后回病房就想排大小便怎么办?

答: 进手术室前已排过大小便了，麻醉加手术时间一般1小时左右，手术结束时肛门创面上填塞了止血敷料，随着麻醉消退，肛门可能因为受到刺激有想排便的感觉，有的患者还可能是因为紧张产生便意，所以想排大小便一般是一种假象，因此，尽量不要过早下床排大小便，如果便意难忍想拔出敷料，要经过医生同意。

22. 痔疮术后回病房，憋尿感觉很明显但小便困难怎么办?

答: 术后小便困难主要是由于麻醉使膀胱括约肌收缩无力所致，紧张的情绪会平添尿意，所以要尽量放松情绪，此时尽量少饮水，可以由人搀扶去厕所尝试，在此期间可以打开水龙头听流水声、用冷热毛巾交替敷小腹部或花洒温水冲洗小腹部促进排尿，效果较明显。如果仍无法排出小便，应告知医生进行处理。

23. 痔疮术后排便会造成伤口裂开吗?

答: 一般不会，术后早期排成形的软便有利于肛门功能的恢复和预防肛门狭窄，排便给伤口带来的损伤比较小，但如果大便干硬而用力排便，有可能会出现伤口裂开而增加术后出血的风险。

24. 痔疮术后几天开始排大便合适?

答: 一般情况下，手术当天和手术后第 1 天不建议排便，术后早期排便会增加伤口出血的风险，手术后第二天排便应为最佳。

25. 痔疮术后饮食需要注意什么?

答: 建议手术当天以半流质饮食为主，减少粪便残渣形成，术后第一天就可以清淡饮食了，但煎炸、辛辣和牛羊肉、虾蟹、酒等腥膻热物应尽量忌口至伤口痊愈。

26. 痔疮术后中药熏洗伤口有什么益处?

答: 术后中药熏洗伤口，用温热的物理作用以及药物的化学作用可以达到清热解毒、活血止血、消肿止痛的功效，建议每天两次，每次温热坐浴 10 分钟左右，温度不宜过高，以患者舒适为宜。

27. 痔疮术后坐浴会不会感染伤口?

答: 根据多年的临床观察，术后中药坐浴可以达到清热解毒、止血活血、消肿止痛的效果，适当的坐浴清洗不会引起伤口感染。

28. 月经期间可以中药熏洗吗?

答: 月经期间最好不要进行中药熏洗治疗，熏蒸的温热效应可以促进机体血液循环，血管扩张，更易造成病菌的侵袭和月经量增多。

29. 痔疮术后每天换几次药?

答: 痔疮术后一般每天消毒换药 1 ～ 2 次即可，术后换药也是检查伤口的过程，不换药可能引起伤口感染或者愈合不良得不到及时纠正，但过于频繁地消毒换药刺激伤口同样会影响伤口的正常愈合。

30. 痔疮术后换药后又排了大便，需不需要再次换药?

答：一般情况下，换药后 2 小时内排便可再次换药，2 小时后，药物已发挥作用，不需另行换药，便后用温水将伤口冲洗干净，保持伤口清洁即可。

31. 痔疮术后吃消炎药会不会让伤口好得快些?

答：围手术期间抗生素可预防性使用 1 ~ 2 天，一般不宜过长，以免导致肠道菌群失调，影响肠道功能。

32. 痔疮术后多久可以剧烈运动?

答：术后两个月内不建议剧烈运动，在这期间跑步、举重、同房等都有诱发伤口出血的风险。

33. 痔疮术后怕痛，长时间忍着不排便可以吗?

答：这是很不好的，直肠有重吸收粪便水分和毒素的功能，几天后，大便会在直肠中变干变硬，到时大出血和疼痛风险都增加了，此外，毒素的过多吸收也会对肝肾功能造成损伤。

34. 痔疮术后每次排便都先用开塞露可以吗?

答：开塞露只建议用于大便干硬难排时，建议术后尽量自行排便，这样对恢复肛门功能、防止肛门狭窄都有很大益处。

35. 痔疮术后吃止痛药会不会成瘾?

答：长期大量服用止痛药可能会导致成瘾，但术后短期（不超过 7 天，通常为 1 ~ 3 天）服用的止痛药物一般没有成瘾可能。

36. 止痛药会不会伤身体?

答：在疼痛早期，短期适量止痛药物的及时使用是非常必要的，既可以带来良好的止痛效果，又可以避免疼痛带来的神经损伤、内分泌失调，甚至心脑血管疾病等，但长期大量使用止痛药不仅会对身体造成损伤，而且也是没有必要的，多数止痛药还会引起胃肠道不适症状，所以有慢性胃炎、肠炎等胃肠道疾病的患者需谨慎服用。

37. 痔疮手术出院后多久复查一次？

答：术后复查是非常重要的环节，及时发现问题、处理问题，才能让伤口尽快恢复。出院后一周是适应期，建议一周内复查 2 ～ 3 次，后面病情稳定，可以改为每周复查 1 ～ 2 次，直到伤口痊愈。

38. 痔疮术后什么时候下床活动合适？

答：手术后的第一天，由医生取下伤口的敷料后，建议患者回房间平卧半小时，如果无出血、头晕、乏力、心慌等不适的话，就可以尝试下地活动了，适当活动对胃肠功能的恢复和精神状态的调整都很有益处。

39. 痔疮术后伤口瘙痒是为什么？

答：术后早期伤口瘙痒有可能是药物或者胶布等引起过敏，可及时咨询医生，去除过敏源即可。另外，术后伤口恢复期，神经末梢异常发电会产生瘙痒的感觉，这是一个必经的过程，持续 1 周左右，切忌抓挠，可以用中药或温盐水坐浴来缓解瘙痒，必要时可以用糠酸莫米松乳膏外涂止痒。

40. 痔疮术后便血怎么处理？

答：术后伤口没有完全愈合的情况下，便中带血是常见的，量少者大多可以自行停止，无须处理。注意尽量避免大便干燥，防止过度用力排便撑裂伤口。但如果持续出血、量较大，请立刻就近就医，避免发生严重后果。

41. 痔疮术后感觉肛门上还有小疙瘩，是没切干净吗？

答：出现这种情况可能的原因有：①术后早期由于伤口静脉回流受阻，出现水肿现象，一般术后 1 ~ 2 个月随着伤口愈合，静脉回流恢复即可逐渐平复；②伤口肉芽过度增生导致，需要主管医师及时修剪；③较大的痔疮以及体质较差的患者，切除范围不宜太大，需保留部分皮肤以保障肛门功能，因而出现皮赘，也就是小疙瘩。

42. 痔疮术后还会复发吗？能不能根治？

答：一般不会复发，但无法根治。通俗地说，痔疮术后就相当于补完的车胎，日后车胎使用过程中，也有破损的可能，更何况，痔疮术后作息、饮食的调理，基础疾病的治疗是防止复发的关键，去除诱因才是“常痔”久安的关键。

43. 痔疮会传染吗？

答：痔疮不是由于细菌、病毒等感染引起的，它主要与个人体质、饮食作息等生活习惯有关，所以，一般不会传染，但往往饮食、生活习惯比较相近的人，患病的概率相似。

44. 痔疮术后便秘怎么办？

答：术后便秘多为一过性的，可能由精神紧张、饮水少、活动少等引起，及时报告医生进行必要的通便处理并且增加饮水、增加高纤维食物的摄入、揉腹、适当活动即可恢复。

45. 做了痔疮手术，如何应对排便后伤口疼痛？

答：需防止大便干燥刺激创面，便前可中药或温水坐浴，解除肛门括约肌痉挛，或利多卡因外涂肛门减少局部痛觉，便后坐浴，清洁伤口，减少异物刺激，若大便干燥难排，可使用开塞露通便。

46. 痔疮是否会癌变？

答：痔疮属于肛门良性疾病，据多年观察，痔疮本身是不会癌变的，但由于痔疮和肠癌患者的部分症状相似，因此需要由专科医生检查来甄别。

47. 痔疮是否会引起贫血？

答：是的，便血是痔疮的常见症状，由于不痛，很多人长期不予理会，痔疮长期慢性出血，会引起慢性失血性贫血，主要表现为面色蜡黄或苍白、头晕、乏力等。同时痔疮也可能出现急性的大出血，导致贫血或失血性休克甚至危及生命。

48. 痔疮和便秘的关系是什么？

答：两者相互影响。一方面，便秘会引起痔疮。便秘时，干燥粪便压迫直肠以及排便时腹压增高，直肠肛门静脉回流受阻，久而久之则容易发生痔。另一方面，痔疮可加重便秘。痔疮疼痛会使人惧怕排便，使粪便在肠内停留过久，水分被重吸收从而又加重便干、便秘。

49. 便秘可能引起痔疮，那腹泻的患者是否不易得痔疮？

答：不是的，两者都可能引发或加重痔疮。腹泻可以使腹压增高，肛门直肠充血，直肠顺应性降低，周围组织发炎，直肠黏膜与肌层分离、断裂，所以也同样可以诱发痔疮。

50. 内痔脱出和脱肛的症状有什么区别？

答：两者可以从疼痛、脱出大小、有无便血方面进行鉴别（见表 1–2）。

表 1-2　内痔脱出和脱肛的鉴别

表现	内痔脱出	脱肛
疼痛	内痔脱出特别是发生嵌顿后剧痛难忍	一般不疼
脱出物	痔核，多呈大小不等的球形，虽可能呈环状但长度较短	直肠黏膜、肛管与直肠，脱出较长，甚至可达十余厘米
便血	多伴便血	少有便血情况

51. 肛裂与痔疮应如何鉴别?

答：两者都常见便血的症状，但肛裂的便血一般都伴有节律性的肛门疼痛，且出血量较少，一般没有脱出，而痔疮的出血一般疼痛较轻或无疼痛，可伴有肛门肿物脱出。

52. 如何做提肛运动?

答：提肛运动是指有规律地往上提收肛门，然后缓慢地放松，一提一松就是提肛运动。站、坐、行均可进行，每次做提肛运动 50 次左右，每天做 3 ~ 5 次为佳。提肛运动可以促进局部血液循环，预防发生痔疮等肛周疾病。

53. 痔疮术后常用的中医治疗方法有哪些?

答：通过中医辨证论治，痔疮常用的治疗方法有中药汤剂口服、坐浴熏洗、湿敷患处、针灸、艾灸、耳穴压豆、中药热奄包外敷、腕踝针等。

第二节　肛瘘

1. 什么是肛瘘？

答：肛瘘是肛门周围的感染性疾病，多是由肛周脓肿发展而来，少数由其他疾病导致，常形成与肛门皮肤相通的异常通道。临床症状主要有肛周反复流脓、疼痛、潮湿、瘙痒，部分患者可能会有排便困难。本病可发生于不同性别、年龄，以 20 ~ 40 岁青壮年为主，男性发病率高于女性，男女之比为（5 ~ 6）:1。中医称本病为肛漏。（见 182 页图 1–3、图 1–4）

2. 肛瘘的发病原因是什么？和痔疮有没有关系？

答：肛瘘多数由肛周脓肿未愈发展而致，少数为其他疾病并发。肛瘘发病与否和痔疮没有必然关系。肛腺感染是目前公认的形成肛瘘的最主要病因，约 95% 的肛瘘由此引起，另有少部分由手术、外伤、注射、灌肠等损伤肛管直肠，或由结核、放线菌感染，或由糖尿病、白血病、再生障碍性贫血、克罗恩病、溃疡性结肠炎、恶性肿瘤等疾病并发所致。

3. 肛瘘和骶尾部肿瘤有什么区别？

答：骶尾部肿瘤的临床表现多样，缺乏特异性，骶尾部肿瘤以肛内或骶尾部分泌流液为主要临床表现的患者和肛瘘临床症状类似，临床可能误诊，需要做相关影像学检查加以鉴别。

4. 中医是如何认识肛瘘的？

答：据文献记载可判断我国早在宋代已有治疗痔瘘病的专科，宋代《太平圣惠方》云：“夫痔瘘者，由诸痔毒气，结聚肛边，有疮或作鼠乳，或生结核，穿穴之后，疮口不合，时有脓血，肠头肿疼，经久不差，故名痔瘘也。”详细描述了肛瘘的病因和临床表现。明代徐春甫《古今医统大全》中记载了挂线治疗肛瘘的方法：“上用草探一孔，引线系肠，外坠铅锤，悬取速效，众流俱涸，有何汛滥？线落日期，在疮远近，或旬日半月，出二旬，线既过肛，如锤脱落，以药生肌，百治百中。”这个记载不但记录了挂线的方法，更对其机制和疗效做了阐述，挂线治疗方法在当代治疗中仍在沿用，足可见其治疗理念的领先。

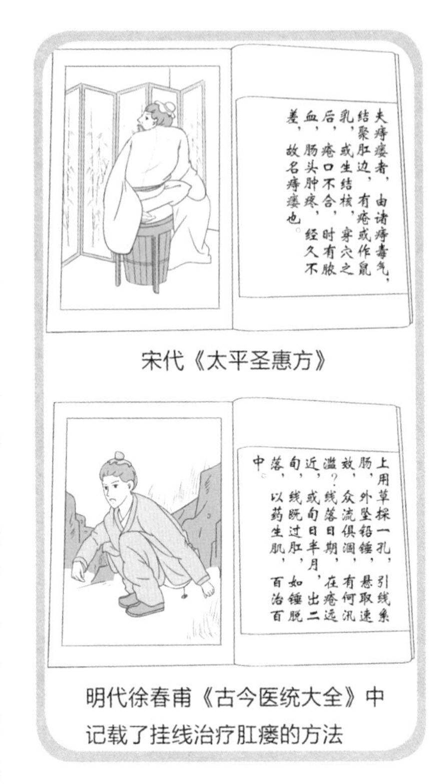

宋代《太平圣惠方》

明代徐春甫《古今医统大全》中记载了挂线治疗肛瘘的方法

5. 应该如何预防肛瘘？

答：及时根治肛周脓肿、肛窦炎等肛周感染性疾病，控制克罗恩病、溃疡性结肠炎、结核、糖尿病、白血病、再生障碍性贫血等疾病，规范肛门直肠手术及操作，避免损伤。

6. 肛瘘分为哪几类？

答：我国目前常用的肛瘘分类可分为两大类：低位肛瘘、高位肛瘘。其中又分别有单纯性和复杂性之分，即可分为低位单纯性肛瘘、低位复杂性肛瘘、高位单纯性肛瘘、高位复杂性肛瘘。

7. 肛瘘反反复复很多年了，还能彻底治愈吗?

答：临床绝大多数肛瘘都可治愈，少部分由其他疾病引起的肛瘘应在治疗原发病基础上予以治疗，如克罗恩病、结核性肛瘘等。

8. 肛瘘反复做了多次手术，没有根治是什么原因?

答：肛瘘反复可能是合并其他疾病、手术、术后换药护理不当、体质、饮食作息等单个或多个因素导致的。

9. 诊断为复杂肛瘘可以治愈吗?

答：需要根据患者具体情况而定，低位复杂性肛瘘多数可以治愈，高位复杂性肛瘘治愈率稍低，伴有其他导致肛瘘疾病者治愈率进一步降低。

10. 肛周反复间断流脓肿痛是否就是肛瘘?

答：肛周反复流脓肿痛不是肛瘘的独特临床表现，其他疾病也可能出现这些症状，如骶尾部畸胎瘤感染瘘、骶尾部骨结核、肛门周围毛囊炎和疖肿等。

11. 如何确诊肛瘘? 需要做哪些检查?

答：诊断肛瘘主要通过临床症状、专科检查、辅助检查（血常规、肛周或直肠腔内超声、核磁等）确诊，但需与化脓性汗腺炎、骶尾部畸胎瘤瘘、晚期肛管直肠癌、肛门周围毛囊炎和疖肿鉴别。

临床症状：瘘外口流出少量脓性、血性、黏液性分泌物为主要症状。由于分泌物刺激，可使肛门部潮湿、瘙痒，有时可形成湿疹。外口愈合，瘘管中有脓肿形成时，可出现肛周肿痛，并可出现发热、寒战、乏力等全身感染症状，外口破溃时则症状减轻。上述症状反复发作是其主要特点。

专科检查可查见外口呈乳头状突起或肉芽组织隆起，由于分泌物刺激，肛周皮肤常发红或增厚。局部按压外口可有少量脓液流出，位置较浅的肛瘘可在皮下摸到条索状结节。辅助检查：直肠腔内B超或核磁检查对明确内口位置、瘘管走行及其与括约肌的关系有参考价值。

12. 肛瘘应如何确定合适的手术时间？

答：肛瘘急性炎症期宜及早手术，慢性肛瘘多数可选择择期手术，但一般不宜拖延太久；少数肛瘘合并其他疾病需要综合评估是否选择手术治疗。

13. 肛瘘如果不治疗会怎么样？会不会有生命危险？会不会癌变？

答：肛瘘急性炎症期可有全身感染症状，可能发展为败血症、脓毒血症，进而危及生命。慢性肛瘘迁延不愈，病变部位长时间接受炎症刺激会有癌变可能，因此肛瘘应尽早治疗。

14. 肛瘘和肛周脓肿相比哪个病更严重？

答：虽然肛瘘多数由肛周脓肿未愈发展而致，但并不意味着肛瘘比肛周脓肿更严重，肛瘘非活动期临床症状反而较轻。

15. 肛瘘保守治疗可以治愈吗？

答：保守治疗可能会导致肛瘘迁延不愈，影响生活质量，手术是目前根治肛瘘唯一有效方法。

16. 肛瘘手术前要做哪些检查？患者要做什么准备？

答：与肛周脓肿术前检查基本相同，可参考肛周脓肿术前检查及准备。

17. 肛瘘术后疼痛怎么办？

答：术后可根据个人情况选择镇痛泵或其他止痛药，一般可有效缓解术后疼痛，不必过于恐惧。

18. 肛瘘术后伤口需要多长时间恢复正常?

答：手术伤口完全愈合所需时间和手术切口深度、大小、个人体质、营养状况、是否合并其他疾病等因素相关，一般愈合时间在 1 ～ 2 个月。

19. 肛瘘手术会造成肛门失禁吗?

答：低位肛瘘手术不损伤肛门括约肌，高位肛瘘采用挂线引流术，保留括约肌功能，由专业医生规范操作一般不会造成肛门失禁。

20. 肛瘘手术会造成肛门狭窄吗?

答：肛瘘手术与肛周脓肿手术方式类似。瘢痕体质患者手术后有可能形成瘢痕疙瘩造成肛门狭窄，一般患者做肛瘘手术不会造成肛门狭窄。术后常规复查可提前发现肛门术后狭窄。

21. 手术后要住院多少天? 什么情况下可以出院?

答：手术后一般需要住院 5 ～ 7 天，经复查血常规正常、伤口渗液明显减少，创面引流通畅、无明显出血，无其他不适后即可出院，但出院后仍须定期复诊及换药。

22. 手术后的治疗主要有哪些?

答：抗生素抗感染治疗，中药熏洗清洁止痛，伤口换药使引流通畅，如有挂线可考虑给予止痛药；合并其他疾病者需同时治疗基础疾病，如克罗恩病、溃疡性结肠炎等。

23. 肛瘘手术后多长时间完成第一次排便算正常?

答：多数患者术后 1 ～ 3 天完成第一次排便均可视为正常，少数患者术后 3 天排便，倘若大便不干，排出通畅亦正常。

24. 平时容易便秘，恐惧做手术怎么办?

答：手术后便秘可以通过口服通便药或灌肠辅助通便，缓解术后排便困难引起的伤口疼痛。

25. 平时大便不成形，便次多，对手术后影响大吗?

答：手术后以排成形软便最为理想，不成形粪便容易稽留在手术切口中，如未清洗干净容易影响伤口愈合。可通过口服药物调节肠道功能，使大便恢复正常。

26. 排便会不会导致手术伤口撕裂?

答：正常排便不会导致手术伤口撕裂，反而会有适当扩肛的作用，促进术后肛门功能的恢复，然而大便干硬或腹泻则可能引起伤口疼痛、出血。用力排便时可能引起伤口撕裂。

27. 手术后排便出血了怎么办?

答：如果为少量出血，凝血功能正常的患者一般可以自行止血，无须特殊处理；如出血不止，应立即告知医生予以处理；无法自行判断出血量时可咨询主管医师。

28. 每次排便后都需要换药吗? 不换药会不会导致伤口感染?

答：经多年临床实践观察发现，大便次数过多时，便后用温水冲洗肛门，保持肛门清洁干爽即可，不必每次排便后都换药。术后保持伤口引流通畅，每天换药 1 ~ 2 次，一般不会导致伤口感染。

29. 手术后换药越频繁越好吗?

答：手术后早期（住院期间）每天换药 1 ~ 2 次即可，手术后期（出院后）伤口分泌物减少，创面肉芽生长，每天换药 1 次即可，不必频繁换药。后期频繁地换药会影响创面肉芽生长。

30. 肛瘘治愈后会不会再次患病?

答：肛瘘治愈后可再次发生肛周感染，如治疗不及时可能由肛周脓肿转为肛瘘；其他疾病（如克罗恩病、溃疡性结肠炎等）合并肛瘘者，肛瘘治愈后仍有复发可能。

31. 肛瘘手术后饮食有什么建议，有没有禁忌？

答：术后宜选择清淡粗纤维饮食，忌饮酒，忌辛辣、不易消化食物。

32. 肛瘘术后多久可以运动锻炼？

答：术后运动锻炼需待手术伤口完全愈合，一般需要1～2个月，具体时间需由主管医师复查后确定。

33. 因手术伤口疼痛而使用止痛药，会不会影响伤口愈合？会不会有药物依赖性？有没有其他不良反应？

答：短期内合理使用止痛药不会成瘾，亦不影响伤口愈合，有少部分患者在使用过程中可能会出现药物使用说明书中的不良反应，绝大部分都可耐受。

34. 术后中药熏洗有没有必要？中药熏洗有什么作用？

答：临床研究表明中药熏洗具有活血消肿、缓解疼痛、促进伤口愈合的作用。术后中药熏洗属于中医特色疗法，确有疗效。

35. 出院后多长时间复查合适？

答：一般建议3天左右复查一次，以便了解伤口恢复情况并及时处理创面防止假性愈合。

第三节　肛周脓肿

1. 肛周脓肿有什么临床表现？

答：临床表现主要为肛门周围疼痛、肿胀、出现硬块，还可伴有不同程度的全身症状，如发热、便秘等。局部检查常可见肛门周围皮肤发红，局部皮肤温度可明显升高，肛门指诊可触及肿块、隆起或波动感（化脓后）。（见 182 页图 1–5、图 1–6）

2. 我平常不喝酒不吃辣椒，怎么也会患肛周脓肿？

答：肛周脓肿属于感染性疾病，目前认为主要与肛窦感染有关。肛窦是呈开口向上的袋状结构，腹泻、便秘时粪便易嵌入或损伤肛窦，或分泌物阻塞肛窦，会引起水肿、感染而延及肛腺，形成肛腺脓肿，继而感染蔓延形成肛周脓肿，因此肛周脓肿的发生与饮酒或吃辣椒之间没有必然联系。

3. 肥胖是否更容易患肛周脓肿？

答：有临床研究认为，肥胖（BMI $\geqslant$ 25kg/m^2）可能是肛周脓肿的危险因素，因此肥胖者可能更易患肛周脓肿。

4. 便秘是否会引起肛周脓肿？

答：大便干燥，排便时易损伤肛窦，继而易引发感染而可能形成肛周脓肿，因此便秘可增加患肛周脓肿概率，但并不会直接导致肛周脓肿。

5. 肛周脓肿和痔疮有没有关系？

答：没有。肛周脓肿和痔疮属于病因截然不同的两种疾病，肛周脓肿为感染性疾病，痔疮为解剖结构异常性疾病，肛周脓肿发病与否及发病轻重程度与痔疮均不相关。

6. 肛周脓肿有哪些病因？

答：肛周脓肿的发生主要是因为感染，目前一般认为有以下几个因素。

（1）全身性疾病：糖尿病、白血病、肿瘤晚期、营养不良等导致的机体抗感染能力下降。

（2）性激素因素：新生儿、婴幼儿、青年男性体内的雄性激素水平较高，更容易发生肛腺感染，形成肛周脓肿。

（3）免疫学因素：婴幼儿肛周脓肿的发病与肛管局部免疫功能不全有关。

（4）外伤原因：锐器或直肠内异物、干结的粪块等使肛门直肠损伤均可造成感染，并向周围扩散，形成肛周脓肿。

（5）医源性因素：医疗操作不当亦可导致肛门直肠损伤形成感染。

7. 为什么男性更容易得肛周脓肿？

答：临床工作中发现肛周脓肿男性患者比例更高。一般新生儿男女发病人数之比为（8 ~ 9）:1，成年男女之比为（5 ~ 6）:1。这是因为人体的肛腺发育受性激素的调节，性激素直接影响肛腺的增生和萎缩，其中受雄性激素影响较大，因此性激素与肛周脓肿的发病有密切关系，尤其是雄性激素。新生儿体内由母体而来的雄性激素在一个阶段内呈现较高水平，使新生儿肛腺特别发达，因此肛周脓肿较为多见，特别是男婴。

8. 肛门周围肿痛流脓是否就是肛周脓肿？

答：肛周肿痛流脓并不是肛周脓肿的独特临床表现，其他疾病也可能有肛周肿痛流脓的症状，如肛周毛囊炎、肛周疖肿、化脓性汗腺炎等，但这些疾病感染范围均不与肛门相通，治疗方案也有所不同。

9. 肛周脓肿如何分期?

答：肛周脓肿可分为三期（表 1–3）。

表 1–3 肛周脓肿分期及临床表现

分期	临床表现
初期（炎性浸润期）	感染局部血流加快，血量增多，导致局部充血形成红肿
中期（化脓期）	化脓明显
晚期（破溃期）	组织发生坏死、溶解、液化，在局部形成了充满脓液的囊粒，可自行破溃或需要切开排脓

10. 肛周脓肿分为哪几类?

答：目前常根据脓肿与肛提肌的相对位置来分类，可分为肛提肌以上脓肿和肛提肌以下脓肿，根据脓肿所在不同间隙又可以继续细分。

肛提肌以上脓肿：骨盆直肠间隙脓肿、直肠黏膜下脓肿、直肠后间隙脓肿、高位马蹄形脓肿。

肛提肌以下脓肿：坐骨直肠间隙脓肿、肛周皮下脓肿、肛管后间隙脓肿、低位马蹄形脓肿。

11. 中医是怎么认识肛周脓肿的?

答：中医对发生在不同部位的肛周脓肿，有不同的命名：穿裆发、坐马痈、跨马痈、上马痈、下马痈、悬痈、臀痈、涌泉疽、脏毒等，现代中医称肛痈。中医认为肛痈病因有外感、饮食、湿热等，如《外科正宗》记载：“夫脏毒者，醇酒厚，勤劳辛苦，蕴毒流注肛门结成肿块。”《疡科心得集·辨悬痈论》记载：“患此者，俱是极虚之人，由三阴亏损，湿热积聚而发。”临床工作中发现患肛周脓肿者多有嗜食鱼、肉、辛辣、咸等刺激之物，部分患者有多年吸烟饮酒史。

12. 肛周脓肿和骶前囊肿有什么区别？

答：肛周脓肿是发生在肛门直肠周围的感染性疾病，骶前囊肿是发生在骶前间隙（骶骨和直肠之间）的囊性肿物，骶前囊肿的临床症状根据其大小、感染与否而有所不同，伴感染者临床症状与肛周脓肿相似，需要做影像学检查加以区分。

13. 如何预防肛周脓肿？

答：在日常生活中注意肛门清洁，勤换内裤，便后清洁肛门；适当锻炼身体，增强体质，提高免疫力，增进血液循环，加强局部的抗病能力，预防感染；避免过度劳累、熬夜等不良生活习惯；积极防治其他肛肠疾病，如肛窦炎、肛乳头肥大、直肠炎、腹泻、便秘等。

14. 排便后用水冲洗，是否可以预防肛周脓肿？

答：排便后用水冲洗可以很好地保持肛门卫生，可防止擦伤肛门，对预防肛周脓肿有一定作用。

15. 怎么确诊肛周脓肿？需要做哪些检查？

答：诊断肛周脓肿主要通过临床症状、专科检查、辅助检查（血常规、肛周或直肠腔内超声、核磁等）确诊，但需与肛周毛囊炎、疖肿、骶骨前畸胎瘤、肛周急性坏死性筋膜炎相鉴别。临床症状：多数患者表现为肛门周围肿胀、疼痛，伴肛门下坠感，部分患者可有发热、恶寒、全身乏力，伴排便、小便困难者临床较少见。专科检查：表浅脓肿常可看到肛门周围皮肤红肿隆起，触及有硬结，有压痛。辅助检查：血常规白细胞总数及中性粒细胞比例可有不同程度增高，肛周及直肠腔内超声、核磁检查对脓肿的定位、分型、内口确定、与邻近组织关系有明确意义。

16. 患了肛周脓肿会不会自愈？目前有哪些治疗手段？

答：肛周脓肿不是自限性疾病，患肛周脓肿后不会自愈，如不予治疗可发展为肛瘘。目前治疗肛周脓肿有效的方式是手术。

17. 肛周脓肿保守治疗能不能根治？

答：肛周脓肿经保守治疗多数无法得到根治，手术治疗为目前较可靠的根治方法。

18. 肛周脓肿不做手术是否有生命危险？会不会癌变？

答：如长时间未得到根治，肛周脓肿将发展为肛瘘，慢性肛瘘有癌变风险，临床常有报道。高位肛周脓肿全身症状往往较重，如不及时治疗有可能发展为败血症、脓毒血症，甚至危及生命。

19. 肛周脓肿手术方式目前有几种？哪种更好？

答：针对肛周脓肿，目前手术方式主要有两种：肛周脓肿单纯切开引流术和肛周脓肿切开引流根治术。医生会根据肛周脓肿分类、严重程度以及全身是否有其他基础疾病，选择适合病情的手术方式。

20. 肛周脓肿手术是越早做越好吗？能不能等“合适”的时间再做？

答：如无明显手术禁忌证，肛周脓肿诊断明确后一般宜尽早手术，如选择“择期”手术可能导致感染加重、手术切口变大，甚至出现败血症、脓毒血症等危重症。

21. 做肛周脓肿手术前要做哪些检查？

答：术前常规需要做的检查有：血常规＋血型、生化、凝血功能、传染病筛查、尿常规、大便常规及潜血、胸部X线片、腹部超声、心电图检查等，其他检查根据患者具体病情选择。

22. 肛周脓肿手术前患者需要做什么准备？

答：患者手术前主要需要做好术前检查、肠道准备（清洁灌肠）、术区备皮（剃去手术区域的毛发）、心理准备、饮食准备（忌食辛辣刺激物等），还要购置术后坐浴盆、护垫、一次性内裤以及其他日常洗漱用品。

23. 手术有多大的创伤？会不会造成肛门失禁或其他问题？

答：手术切口及方式视肛周脓肿类型和范围而定，低位脓肿手术不损伤肛门括约肌，高位脓肿采用挂线引流术，可以保留括约肌功能，由专业医生规范操作一般不会造成肛门失禁。

24. 肛周脓肿手术后会不会造成肛门狭窄？

答：瘢痕体质患者手术后有可能形成瘢痕疙瘩，造成肛门狭窄，一般患者做肛周脓肿手术不会造成肛门狭窄，术后常规复查可提前发现肛门狭窄的可能。

25. 肛周脓肿和痔疮可以同时做手术吗？

答：可以。两者手术不冲突。

26. 手术后要住院多少天？什么情况下可以出院？

答：手术后一般需要住院5 ～ 7天，复查血常规正常、伤口脓性渗液明显减少，创面引流通畅、无明显出血，无其他不适症状后即可出院，但出院后仍须定期复诊及换药。

27. 女性月经期可以做肛周脓肿手术吗?

答: 肛周脓肿为急诊手术，月经期不是手术绝对禁忌证，可以评估后再做肛周脓肿手术。

28. 手术后的治疗主要有哪些?

答: 必要时敏感抗生素抗感染治疗，中药熏洗清洁止痛，伤口换药使创面引流通畅，如有挂线可考虑使用止痛药。

29. 恐惧手术后排便疼痛，如何减少排便疼痛?

答: 宜适当饮水，饮食清淡，多吃粗纤维食物，忌食辛辣刺激食物，忌饮酒；术后可口服缓泻剂使大便通畅，还能用长效止痛合剂以及止痛药栓放入肛门，这些措施基本可以缓解术后疼痛。

30. 手术后多长时间完成第一次排便算正常?

答: 多数患者术后 1 ~ 3 天完成第一次排便均可视为正常，少数患者术后 3 天排便，倘若大便不干，排出通畅亦正常。

31. 肛周脓肿治愈后会不会再次患病?

答: 肛周脓肿为感染性疾病，治愈后仍有可能再次感染患病，但需清楚再次感染并不是“复发”，就像人一生会患多次感冒，每一次上呼吸道感染和上一次感染并没有联系。

32. 肛周脓肿手术后饮食有什么建议，有没有禁忌?

答: 术后宜清淡粗纤维饮食，忌饮酒，忌辛辣、不易消化食物。

33. 肛周脓肿术后多久可以运动锻炼?

答: 术后运动锻炼需手术伤口完全愈合，一般需要 1 ~ 2 个月，具体时间需由主管医师复查后确定。

34. 女性手术后月经期需要坐浴熏洗伤口吗?

答: 月经期不建议坐浴，存在阴道、子宫感染风险，排便后清洗干净伤口即可。

35. 出院后多长时间复查合适?

答: 一般建议3天左右复查一次，以便了解伤口恢复情况，及时处理创面防止假性愈合。

第四节　肛裂

1. 什么是肛裂?

答: 肛裂即肛管皮肤的纵行裂伤。(见182页图1-7)

2. 肛裂的症状是什么?

答: 肛裂主要表现为排便时肛门刀割样或者烧灼样疼痛，便后数分钟减轻，随后再发疼痛，常常伴随出血。

3. 怀疑得了肛裂需要做什么检查?

答: 需要由专科医生进行肛门检查来排除其他类似疾病，一般通过肛门视诊即可确诊此病。

4. 肛裂为什么会发生?

答: 这个病和大便干燥粗大、肛门局部感染有直接关系，也很可能和饮食作息习惯有关，如缺乏运动，饮水少，喜欢吃辣、牛羊肉火锅、烧烤、酸菜鱼等。

5. 怎么预防肛裂?

答: ①如有便秘，要找到原因积极治疗；②预防便秘，应饮食清淡，养成空腹喝水及定时排便的习惯，可适量饮用蜂蜜水(糖尿病者除外)，多吃蔬菜水果，多喝水，少吃煎炸、辛辣的食物；③有条件可进行温水或中药坐浴，避免久坐久蹲，改善肛周微循环；④加强体育锻炼，经常揉腹，加快胃肠蠕动；⑤拒绝肛交。

6. 肛裂应选择保守治疗还是手术治疗?

答: 早期肛裂，可先参照医生处方行保守治疗；陈旧性肛裂可能是由患者肛门狭窄或大便粗硬等因素导致的肛门慢性溃疡裂口形成，常常伴有哨兵痔、肛乳头肥大等，此时保守治疗效果不佳，需进行手术治疗。

7. 肛裂反复发作迁延日久，是否有自愈的可能?

答: 肛裂反复发作迁延日久，使得肛门反复裂伤，逐渐加重，患处久而久之会形成慢性溃疡裂口，而溃疡周围组织痉挛缺血，所以难以自愈。

8. 红霉素软膏可以治疗肛裂吗?

答: 红霉素软膏是抑菌药物，如果肛裂引起了局部感染，使用红霉素软膏对症治疗是有用的，但找出肛裂的原因才是防治肛裂的关键。所以如果得了肛裂，应在专科医生指导下用药。

9. 肛裂便后疼痛剧烈，怎样应急?

答: 可在温水坐浴后用复方利多卡因乳膏、九华膏、马应龙麝香痔疮膏等外用药物来快速缓解肛门肌肉的痉挛，减轻疼痛，也可以使用清热解毒、活血止痛的中药来治疗。

10. 肛裂做哪种手术比较好?

答: 现在临床上常用的肛裂手术主要是肛裂切除并侧方内括约肌切断术、肛裂切除并纵切横缝术、麻醉下扩肛术。根据目前的临床观察，纵切横缝术的疼痛、出血、术后并发症方面均不占优势，侧切术愈合天数短于后切术，但后切术疼痛轻于侧切术。笔者在多年临床经验的基础上总结出麻醉下扩肛术，避免了前两种术式中出血、疼痛和愈合时间长的弊端，收到很好的临床效果。在治愈率方面，两者差异并不明显。

11. 痔疮和肛裂可以一并手术吗？

答：完全可以的，只要在混合痔术前充分扩肛，完全可以达到两者同时治愈的目的。

12. 肛裂手术痛不痛？

答：肛裂手术时间短、手术创伤小、麻醉效果好，能让患者在手术过程中零疼痛。

13. 肛裂术后伤口疼痛明显吗？

答：一般来说，肛裂手术麻醉失效后及首次排便时肛门会有疼痛，但这种疼痛一般比较轻微，多数不需要加用止痛药即可自行缓解。对于个别疼痛敏感的患者，亦可通过口服或肛门塞入镇痛药物或肛门皮下注射亚甲蓝等长效止痛剂或者肌肉注射镇痛药或镇痛泵等方法实现全程无痛。

14. 肛裂手术一般住院多久？

答：建议术前 1 天入院，完成术前抽血、胸片（孕期除外）、心电图等常规检查，无特殊情况一般第二天即可安排手术，术后一般需住院 3 天左右。

15. 肛裂术后伤口敷料上发现有淡红色的血迹，需要怎么处理？

答：肛裂术后伤口一般不会结痂，在愈合期间会有淡红色或者淡黄色的渗出液体，这是正常现象，定期更换敷料消毒即可。如果术后伤口出现大量鲜红色血，敷料完全湿透的情况，请及时找医生检查。

16. 肛裂术后多久复查一次？

答：肛裂术后建议每周复查 1 ~ 2 次，长期大便粗硬的患者，术后需要继续调整排便情况，避免大便粗硬致伤口延迟愈合、再次损伤伤口或造成伤口出血、感染等。

第五节　肛乳头瘤

1. 什么是肛乳头？

答：首先说说肛管的解剖学知识。齿线是分开直肠与肛管的解剖标志，而在其上，是括约肌收缩而成的肛柱。肛柱顾名思义，就是像柱子杵在那里，一般肛柱数量在 6 ~ 10 个，而在柱子之间有个凹陷为肛隐窝（肛窦）。肛窦连着肛腺，门口有层皮瓣为肛门瓣，和它处于同一水平线上的，在肛柱基部的小圆锥体或三角形突起就是肛乳头。

2. 肛乳头是正常的组织吗？

答：肛乳头是人体本身具有的正常组织，并不是病理产物。不需要治疗。

3. 什么人群有肛乳头？

答：从婴儿到老年人，不分男女，都有肛乳头。

4. 肛乳头与肛乳头瘤之间是什么关系？

答：肛乳头由于各种不良的大便习惯或局部炎症刺激会逐渐增生肥大变成肛乳头瘤。

5. 什么是肛乳头瘤？

答：肛乳头瘤又称肛乳头肥大或乳头状纤维瘤，是肛乳头在肛管局部感染、外伤等炎症或不良大便习惯刺激下增生形成的，大小不一，颜色常呈灰白色，质地略硬，一般不易出血，是一种常见的肛门良性肿瘤。（见 183 页图 1–8、图 1–9）

6. 为什么会得肛乳头瘤？

答：肛乳头瘤多由肛窦炎、肛裂等炎症刺激引起，再加上长期便秘，排便时间过长、用力过大或腹泻等因素导致肛乳头受到过多刺激而增生，时间一长就会肥大甚至形成肛乳头瘤。

7. 肛乳头瘤是正常的组织吗？

答：肛乳头瘤是肛乳头增生肥大后形成的异常组织，是病理产物。

8. 怀疑自己得了肛乳头瘤需要做什么检查？

答：最好由专科医生进行肛门指诊和肛门镜检查，如果伴有黏液血便、腹痛、腹泻等症状，必要时须进行肠镜检查排除肛乳头瘤以外的病变。

9. 肛乳头瘤与肛窦炎之间有什么关系？

答：很多时候我们会发现，肛乳头瘤的病因与肛窦炎有着密切的关系，两者常常互为因果。肛乳头因长期的慢性肛窦炎症刺激而逐渐增大，往往因症状较轻，病情进展缓慢，易被患者所忽视，直到瘤体逐渐增大，脱出肛门后才被重视；而肛乳头瘤的感染、水肿、增生又会进一步刺激肛窦，加重肛窦炎。

10. 肛乳头瘤是什么形态？

答：肛乳头瘤多为褐色或白色，质略硬、光滑，为小圆锥体或三角形突起，头大有蒂。

11. 肛乳头瘤有什么症状？

答：肛乳头瘤起病隐匿、病程缓慢，初期时可能无明显不适，或表现为肛门部排便不尽感、下坠感以及排便时因局部损伤而灼热胀痛、肛门瘙痒等。随着病程发展，肛乳头增大，排便时肥大的肛乳头可脱出肛门外，部分患者可伴有大便带血、肛门疼痛。

12. 肛乳头瘤需要治疗吗?

答: 肛乳头瘤是病理产物，需要在专科医生的指导下进行治疗。医生会根据肛乳头瘤的大小，选择个体化的治疗方案。

13. 肛乳头瘤有哪些治疗方法?

答: 要根据病情不同时期的发展，采用相应的治疗方法，对早期的肛乳头瘤可通过中医辨证，选择针对性较强的中药进行坐浴及保留灌肠治疗，同时可使用栓剂、膏剂进行治疗。对于肛乳头瘤增生较大、数目较多引起肛门瘙痒、肛门明显异物感者，建议采用手术切除、冰冻疗法、电灼法治疗。

14. 肛乳头瘤手术过程会痛吗?

答: 肛乳头瘤的手术时间一般不长，而且目前可供选择的麻醉方式也有很多，可以根据患者的情况进行个体化选择，基本可达到无痛手术。

15. 女性月经期间是否可进行肛乳头瘤手术治疗?

答: 肛乳头瘤手术为择期手术，建议尽量避开月经期择期安排住院手术。

16. 肛乳头瘤术后伤口会很痛吗?

答: 一般手术后我们有多种止痛方案可选择，止痛栓、止痛乳膏、止痛片、止痛针、镇痛泵都可以在必要时使用，所以完全能达到术后的少痛甚至无痛。

17. 肛乳头瘤手术后一般住院多久?

答: 一般肛乳头瘤手术后，轻者需要住院 2 ~ 5 天，重者 7 ~ 10 天，整个愈合期大概需要 1 个月。

18. 肛乳头瘤术前要注意些什么?

答: 术前患者如患有高血压、糖尿病、心脏病等基础疾病，需要控制平稳后再进行手术；手术期间可能需要预防性使用抗生素，术前1周内不要饮酒；如有服用阿司匹林、硫酸氢氯吡格雷片，为防止术中术后异常出血，需停药一周后才可以手术；经期不推荐进行手术；术前要有禁食禁饮时间，具体时长因麻醉不同而异。

19. 肛乳头瘤术后是否会出现大便失禁?

答：仅肛乳头瘤手术而言几乎不损伤肛门括约肌，故不会出现大便失禁。

20. 肛乳头瘤术后是否会引起肛门狭窄?

答：肛乳头瘤手术切除的创面很小，由于不损伤肛门括约肌，一般不会引起肛门狭窄，少数患者术后由于精神过度紧张、括约肌痉挛、瘢痕体质等会有肛门狭窄的可能，只要进行扩肛治疗多数可以恢复正常。

21. 肛乳头瘤是否会出现癌变?

答：虽然肛乳头瘤名称带瘤，但它是一种良性肿瘤，基本不会癌变。哪怕它长成生姜状，也和恶性肿瘤的菜花样不一样，当然，为防万一，术后还需要做一下病理检查确诊。

22. 肛乳头瘤做完手术后是否容易复发?

答：肛乳头瘤手术切除治疗后改变不良的饮食及引起大便干燥等的生活习惯，可避免复发。

23. 肛乳头瘤与直肠息肉之间有哪些区别?

答：有些人误将肛乳头瘤称为“直肠息肉”，实际上两者虽然外表有些相像，但却有本质区别。直肠息肉来自直肠黏膜，位于直肠中、下段，粉红色，质软，不痛，呈圆形，有的有细长的蒂，与肠壁相连接，也有的息肉为广基、无蒂，单发居多，多发者占少数。肛乳头瘤生于齿线附近，有皮肤覆盖，光滑，可有轻压痛，不易出血，质地较硬。肛乳头增生肥大后的形态多样，长度在 1 ~ 7 厘米不定，大多数情况下只是小圆锥体或三角形突起，但病程长时，也可能在此基础上演化出各种形状，甚者如生姜状，常多个发病。

24. 肛乳头瘤切除术后，饮食有哪些注意事项?

答：建议手术当天以半流质饮食为主，术后前三天以清淡饮食为主，煎炸、辛辣、虾蟹、酒和牛羊肉等腥膻热物应尽量不吃，避免影响伤口痊愈。

25. 如何预防肛乳头瘤的形成?

答：避免吃一些刺激性食物，如辛辣食物；纠正不良的生活习惯，如饮酒、久坐都会刺激肛乳头；保持肛门清洁，勤换内裤，坚持每日便后清洗肛门；积极防治其他肛门疾病；防止便秘和腹泻。

26. 肛乳头瘤术后什么时候排便比较适合?

答：手术当天应避免排便以防引起出血，术后第一天拆除纱布后宜平躺 2 小时后再下床活动，除非有较强烈便意，术后第二天可以正常排便，但需注意避免过度用力及久蹲，以免引起伤口水肿及出血。

27. 肛乳头瘤术后什么时间换药比较适合?

答：术后第一天拆除纱布后，或排便后，没有发现明显出血，可进行换药，换药后如有便意，建议在 2 小时以后排便，以便药物吸收。

28. 肛乳头瘤术后需要使用消炎药吗?

答：这个应根据抗生素使用原则及患者身体状况和创面大小综合考虑，一般情况下不需要使用抗生素。

29. 肛乳头瘤切除术后多久可以剧烈运动?

答：术后一个月之内可以进行日常生活运动，避免跑步等剧烈运动及性生活等，术后一至两个月后可以恢复正常。

30. 肛乳头瘤与便秘之间有什么联系？

答：一方面，长时间便秘会刺激肛乳头形成肛乳头瘤。便秘时，干燥粪便通过直肠时刺激肛乳头形成肛乳头肥大，久而久之则容易引起病理性的肛乳头瘤。另一方面，过于肥大的肛乳头瘤会堵塞肛门，使粪便不容易通过，水分被重吸收从而又加重便干、便秘。

31. 脱出的肛乳头瘤和脱出的混合痔有什么区别？

答：两者可以从以下几方面进行区分。肛乳头瘤增生到一定程度会脱出肛门，质地比较硬，一般不会疼痛，也不会出血；混合痔的脱出特别是发生嵌顿后剧痛难忍，质地比较软，多数伴有便血。

第六节　肛周湿疹

1. 什么是肛周湿疹？

答：肛周湿疹是一种常见的肛周皮肤病，属于非感染性炎症疾病，病变多局限于肛门和肛周皮肤，亦偶尔蔓延至臀部、会阴部及阴囊。

2. 肛周湿疹有哪些症状？

答：以局部皮肤丘疹、红斑、渗出、糜烂、脱屑、剧烈瘙痒，或肛门周围皮肤粗糙增厚、呈苔藓样变、色素脱失、皲裂为主要表现，具有反复发作和缠绵难愈的特点。（见183页图1–10、图1–11）

3. 哪些人群容易得肛周湿疹？

答：肛周湿疹可发生在任何年龄、性别，病变多局限于肛门及肛周皮肤。

4. 中医如何认识肛周湿疹?

答：中医学很早就认识了本病，“浸淫疮”“风湿疹”“顽湿”等都是中医学对肛门湿疹的称谓。

5. 中医如何认识肛周湿疹的病因?

答：中医认为风、湿、热都可导致本病发作，而脾虚、血虚也是常见致病因素。中医学认为急性期多由外感风热之邪浸淫肌肤或饮食不节，湿热内生，下注肛门，滞留肌肤所致；慢性期多反复发作，由湿郁化火、耗伤津血、血虚生风所致。

6. 西医如何认识肛周湿疹的病因?

答：西医认为肛周湿疹病因包括：自身体质易过敏因素；变态反应；肛周疾病；营养失调、消化不良、胃肠疾病；精神与神经功能障碍。

7. 肛周湿疹如何分期?

答：临床常将肛门湿疹分为三期：急性湿疹、亚急性湿疹、慢性湿疹。亚急性湿疹：由急性湿疹演变而来。慢性湿疹：由亚急性湿疹演变而来。

8. 急性期肛周湿疹有哪些症状?

答：湿疹初起，患部发热、潮红、发痒、肿胀，分布对称，边界不清，可逐渐向健康皮肤蔓延；随病情发展，可出现散在的或密集成片的小米粒状丘疹；有些丘疹出现浆液，变为水疱型疹或丘疱疹；水疱感染可成为脓疱，引起腹股沟淋巴结发炎肿痛，亦可出现疖肿并伴有发热；由于奇痒搔抓，水疱或脓疱破裂，浆液或脓汁流出，湿润糜烂，渗液腥臭，触之疼痛。

9. 亚急性肛周湿疹有哪些症状？

答：皮损潮红肿胀，皮肤以丘疹、结痂、鳞屑为主，仅有少量水疱及轻度糜烂，但瘙痒剧烈。

10. 慢性肛周湿疹有哪些症状？

答：皮肤增厚，苔藓样改变，皮肤褪色，有时因皮肤弹性变差而出现广泛的皲裂，常有便后擦血。由于反复发作，经久不愈，患者常出现烦躁不安等神经衰弱表现。

11. 肛周湿疹要做什么检查？

答：如果经常出现顽固性的肛周瘙痒及反复发作的肛周红肿、刺痛等症状，最好由专科医生进行肛门指诊和肛门镜检查，必要时进行肠镜和其他检查以排除其他疾病。

12. 肛周湿疹须与哪些疾病相鉴别？

答：肛周湿疹主要应与肛门瘙痒、接触性皮炎、肛周神经性皮炎相鉴别（见表 1–4）。

表 1–4　肛周湿疹的鉴别诊断

疾病	临床表现
肛周湿疹	常发有丘疹、红斑、渗出、糜烂，继发瘙痒
肛门瘙痒症	常以发痒为主，无渗出液，搔抓破后，继发渗出、出血、糜烂
接触性皮炎	有明显的接触物刺激病史，皮疹仅限于接触部位，形态单一，水疱大，边界清楚，去除病因后，皮炎消退较快，很少复发
肛周神经性皮炎	常发瘙痒，后出现扁平丘疹，有苔癣样变，淡褐色，干燥而坚实，病变部位可延至骶尾部、会阴及阴囊

13. 在日常饮食和生活护理方面怎么预防肛周湿疹？

答：①加强锻炼，增强体质，作息规律，避免焦虑、紧张、过度劳累；②勤换洗内衣内裤，保持局部清洁，洁身自好，公共场所注意卫生；③合理饮食，多吃绿色蔬菜、水果等富含纤维的食品，避免食用易致敏和有辛辣刺激的食物，如鱼、虾、浓茶、酒类等；④避免各种外界刺激，如热水烫洗、过度搔抓、过度洗拭以及接触易引起皮肤过敏的物品如皮毛制品等；⑤养成良好的排便习惯，每日定时排便；⑥积极治疗原发病，避免自行滥用药物，及时就诊遵医嘱用药。

14. 肛周湿疹患者自身有其他疾病应如何治疗？

答：除去各种可能引起湿疹的原因，对其他慢性病灶如慢性扁桃体炎、龋齿、鼻窦炎，各种肛肠慢性疾病如痔、肛瘘、肛窦炎都应积极治疗，在用药过程中如见局部出现红斑、瘙痒等可疑过敏性症状时，应立即停药。

15. 对于肛周湿疹，中医有哪些保守疗法？

答：首先查明肛门湿疹原发病灶，如是否为肛瘘、直肠脱垂、内痔脱出、肛门关闭不严等造成，如果经检查确实为以上疾病所致，必须去除原发病灶肛门湿疹才能治愈。如果是不明原因导致的肛门湿疹，一般可用中药熏洗或外加全身治疗。

16. 什么情况下肛周湿疹需要手术治疗？

答：对药物治疗无效的慢性肛周湿疹，可采用手术治疗。手术方式包括亚甲蓝注射液做肛周皮下封闭术、肛周皮下神经离断术及激光治疗等。

17. 目前肛周湿疹主要采用的手术方式是哪种？

答：目前临床对肛周湿疹的治疗主要采用亚甲蓝皮下封

闭术治疗。

18. 治疗肛周湿疹的亚甲蓝皮下封闭术是微创的吗?

答: 由于肛周湿疹的亚甲蓝皮下封闭术是将药物亚甲蓝注射到皮下以封闭病变周边神经组织，不损伤任何的肌肉及周围组织，基本属于无创的手术，是一种效果显著的微创手术。

19. 肛周湿疹的亚甲蓝皮下封闭术术中会痛吗?

答: 由于亚甲蓝皮下封闭术所用的药物中含有麻药，故整个手术过程可以达到无痛。

20. 亚甲蓝皮下封闭术后伤口是否会疼痛?

答: 由于亚甲蓝皮下封闭术属于无创手术，而且阻滞神经后疼痛感基本消失，所以术后伤口基本无痛。有些患者会有灼烧感，一般随着时间的推移会慢慢消失。

21. 肛周湿疹术后需要住院多久?

答: 如果没有合并其他手术，亚甲蓝皮下封闭术属于无创手术，一般术后观察半小时即可，无须住院。

22. 亚甲蓝皮下封闭术后有可能出现大便失禁吗?

答: 亚甲蓝皮下封闭术属于无创手术，对肛门括约肌几乎不损伤，术后是不会造成大便失禁的。

23. 亚甲蓝皮下封闭术后当天为什么有大小便意?

答: 术后肛周因为受到刺激有想大小便的感觉，多是因为紧张所致，所以很可能是一种假象。肛周由于神经阻滞还会有麻木感。

24. 亚甲蓝皮下封闭术术后多久可以排大便?

答: 由于亚甲蓝封闭术几乎是无创手术，所以术后随时可以排便，但尽量建议术前排便，使得术后排便时间尽量延后，利于伤口恢复。

25. 肛周湿疹手术后患者精神上需要注意什么?

答： 了解患者的心理状态，做好心理护理，消除思想顾虑，因肛周湿疹部位特殊，奇痒难忍，反复搔抓，病程长，易复发，影响工作和睡眠，患者易出现焦虑、抑郁，对治疗及预后持怀疑态度，针对患者的心理，耐心做好解释工作，把疾病的病因、发病规律告诉患者。同时介绍手术的作用及效果，使患者解除精神紧张，增加战胜疾病的信心，充分与医生合作。

26. 肛周湿疹手术后生活方面有什么需要注意?

答： ①以纯棉宽松衣服为佳，尽量不穿化学纤维做的衣物，忌用肥皂水、洗衣粉等强碱性水和热水洗烫局部，忌用刺激性药物熏洗、坐浴或外敷；②肛周保持清洁卫生，急性湿疹除局部封闭外，还可采用4%的硼酸溶液，0.1%雷夫奴尔水溶液进行湿敷。亚急性期及慢性患者可外用皮质类固醇乳膏外涂，影响睡眠者于睡前口服抗组胺药；③中医认为肛周湿疹为湿热下注，蕴蒸皮肤而致皮肤潮红、灼热作痒、疼痛，是“热微作痒，热甚则痛”之故。所以外用具有清热解毒、凉血止痒功效的药物亦能收到很好疗效。

27. 肛周湿疹术后饮食方面有什么需要注意?

答： 忌食海鲜、牛羊肉等含异体蛋白的食物，忌食白酒、辣椒、芥末、葱蒜等刺激性食物，多食蔬菜、水果等易消化食物，忌喝浓茶、咖啡等饮料，防止腹泻或便秘及其他诱发原因。

28. 肛周湿疹术后中药熏洗有什么帮助?

答： 术后中药熏洗可以达到清热解毒、活血止血、消肿止痛的效果，建议每天两次，每次温热坐浴 10 分钟左右，温度不宜过高，以自己舒适为宜。

29. 肛周湿疹术后多久可以剧烈运动?

答：单纯的肛周湿疹封闭术 1 周之内避免剧烈运动，如跑步、举重、性生活，1 个月后可以恢复正常。

30. 肛周湿疹术后如何评价疗效?

答：疗效判断标准：①治愈，指症状、体征消失，局部皮肤恢复正常；②有效，指主要症状、体征明显减轻，局部皮肤病变明显好转；③无效，即主要症状、体征无改变，局部皮肤病变无变化。

31. 肛周湿疹术后伤口会出现感染吗?

答：如果肛周湿疹封闭术术后治疗及护理不当，会出现感染的可能，如肛周皮肤红肿、溃烂、流脓，严重时出现大面积组织坏死等。

32. 肛周湿疹手术后是否容易复发?

答：肛周湿疹与体质及生活饮食习惯有密切的关系，手术后如果不注意生活饮食习惯和日常护理，可能引起肛周湿疹的反复发作。

第二章 其他肛门疾病

第一节 坏死性筋膜炎

1. 什么是坏死性筋膜炎？

答：坏死性筋膜炎通常主要表现先为会阴、外生殖器及肛门周围片状红肿疼痛，进而出现疼痛缓解，而患部出现麻木、血性水疱、奇臭的血性渗液。（见183页图2-1）

2. 坏死性筋膜炎的危害有多大？

答：坏死性筋膜炎是一种比较严重的疾病，起病急，进展迅速，死亡率较高。坏死性筋膜炎的特点是一般不会侵犯到肌肉层面，但具有局部体征和全身症状的轻重不对称的特征，往往局部体征轻微，但全身症状多已严重，如发热、寒战、低血压、心率加快及出现精神症状，严重者可出现感染性休克、多器官功能障碍或衰竭，甚至引起死亡。

3. 坏死性筋膜炎的预防方法有哪些？

答：①注意保暖，避免受寒；②防止外伤，注意保护受损皮肤；③戒烟，因为尼古丁会刺激诱发本病；④注意个人卫生；⑤防止精神刺激和精神过度紧张，保持愉快乐观的情绪；⑥保持良好的作息习惯，加强身体锻炼。

注意保暖，避免受寒
防止外伤，注意
保护受损皮肤
戒烟
注意个人卫生
保持愉快乐观
的情绪
加强身体锻炼

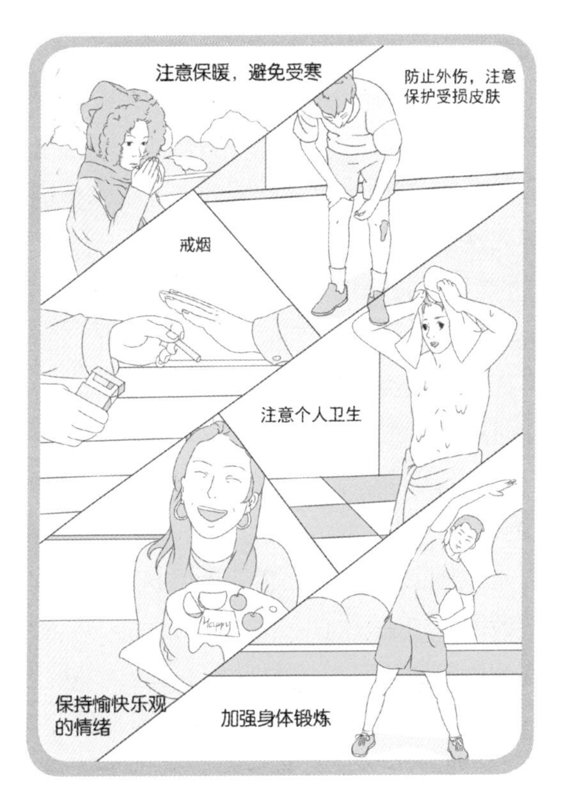

4. 得了坏死性筋膜炎怎么办?

答：这个病病情凶险，发展极快，应该立即到医院接受治疗。

5. 坏死性筋膜炎是如何发病的?

答：坏死性筋膜炎是由于皮肤、皮下组织以及脂肪受到多重细菌感染，包括金黄色葡萄球菌以及其他厌氧菌感染，而引起的大片组织坏死。患有糖尿病、艾滋病或者正在接受化疗者，长期使用激素、免疫力低下者比较容易发病。另外，局部感染的治疗不当，也可能诱发该病。局部的手术、器械检查也可能与该病相关。

6. 得了坏死性筋膜炎可以保守治疗吗?

答: 据报道，这个病死亡率为20% ~ 40%，保守治疗可能会延误病情，所以，必须手术治疗，并进行充分抗感染、营养支持，同时控制血糖等基础疾病，才能取得满意的疗效。

7. 坏死性筋膜炎手术后恢复期多久?

答: 这要根据损伤的范围而定，大多需要3个月到半年才可以完全康复。

8. 坏死性筋膜炎术后饮食应注意什么?

答: 在饮食方面，应少吃高脂肪、高胆固醇食物，少吃奶类、甜食，忌饮酒、咖啡，可多吃富含组氨酸、精氨酸和胶原蛋白的食物，如动物血、蛋、鱼、豆制品、土豆、鸡肉等。另外，有糖尿病的患者还需要严格执行糖尿病饮食要求，高血压的患者需要低盐饮食。

9. 坏死性筋膜炎可以治愈吗?

答: 由于医疗水平的提高，现在坏死性筋膜炎死亡率已明显降低，早期就诊、规范治疗与术后护理、积极防治并发症，绝大多数是可以治愈的。

10. 坏死性筋膜炎和肛周脓肿如何鉴别?(见表2-1)

表2-1 坏死性筋膜炎和肛周脓肿如何鉴别

	坏死性筋膜炎	肛周脓肿
疾病情况	是一种广泛而迅速的以皮下组织和筋膜坏死为特征的软组织感染，而且很早就会出现全身中毒症状	是肛周软组织的化脓性病变，一般很少或很晚出现全身中毒症状

续表

	坏死性筋膜炎	肛周脓肿
致病原因	感染为多种细菌的混合性感染，并且基本上伴有全身和局部免疫功能损伤	基本上为肛窦和肛腺的感染，感染细菌单一，患者免疫功能正常
临床症状	症状危重，除出现红肿、疼痛之外，还可以出现患部的感觉异常，有奇臭的血性渗液	只是局部的红肿、疼痛，甚至破溃、流脓
治疗	要及早全面地进行清创手术	在早期是可以内科保守治疗的
预后	死亡率高，一般预后较差	一般预后良好

11．坏死性筋膜炎和化脓性汗腺炎如何鉴别？

答：肛周化脓性汗腺炎是发生于皮肤汗腺的化脓性炎症，病变局限于大汗腺分布区域的皮肤和皮下，早期可加强局部清洁，使用抗生素治疗（见 184 页图 2-2）；而坏死性筋膜炎病变在皮下筋膜层，位置深，是组织坏死性病变，一般发展迅速，坏死范围大，可损伤内脏导致肝肾及电解质紊乱，严重的可以致命。

12．坏死性筋膜炎术后抗生素如何应用？

答：坏死性筋膜炎病原菌毒力强，具有很强的侵袭力，部分患者可迅速出现脓毒血症、中毒性休克，除广泛切开引流外，在细菌培养和药敏试验结果出来以前，还应选用对需氧菌和厌氧菌同时有效的广谱抗生素，并联合、足量用药。

之后可根据细菌培养和药敏试验结果及时调整，细菌培养及药敏应反复多次、多处取标本以提高阳性率；一旦感染控制，体温、血白细胞计数恢复正常，应注意停用抗生素，以防止二重感染的发生。

第二节 藏毛窦

1. 什么是藏毛窦？

答：藏毛窦是位于骶尾部皮内的慢性窦道或囊肿，由于腔内藏有毛发，故称为藏毛窦，主要表现为骶尾部急性起病，局部红、肿、热、痛，甚至破溃流脓，感染严重者可有畏寒、发热、全身不适等症状。

2. 哪类人容易得藏毛窦？

答：本病多见于白种人，黑种人和黄种人临床较为少见，发病率男性高于女性，尤其好发于肥胖和毛发浓密者。

3. 藏毛窦的病因有哪些？

答：目前关于藏毛窦的发病原因还没有统一认识，主要的几种学说可归结为两类：先天发育上的原因和后天损伤。先天性原因是由于骶管残留或骶尾缝发育畸形导致的皮肤囊肿。后天损伤是由于损伤、手术、异物刺激和慢性感染引起的肉芽肿。

4. 藏毛窦和肛瘘有什么区别？

答：骶尾部藏毛窦窦口多在臀沟处，窦道的走行方向多向头颅侧，很少朝向肛门，与肛门不相通；肛瘘的外口距肛门较近，瘘管走行向肛门，与肛门相通，常可摸到条索状结节。

5. 藏毛窦有遗传吗?

答: 没有。先天性原因导致的疾病并非遗传疾病。

6. 怎么确诊藏毛窦? 需要做哪些检查?

答: 主要通过临床症状、体征和辅助检查来确诊。临床症状主要是骶尾部肿痛流脓水,部分患者可伴有恶寒发热;典型体征主要有骶尾部中线有细小凹坑,凹坑有细孔;检查主要有B超和核磁,可以评估藏毛窦感染范围及与周围组织器官的关系。

7. 藏毛窦能够根治吗?

答: 藏毛窦虽然不常见,但这个病并非疑难杂症,可以治愈。

8. 藏毛窦保守治疗可以治愈吗?

答: 不能,手术是唯一有效根治的方法。

9. 藏毛窦手术前要做什么准备?

答: 患者手术前主要需要做好术前检查、肠道准备(清洁灌肠)、术区备皮(剃去手术区域的毛发)、心理准备、一次性内裤以及其他日常洗漱用品。

10. 藏毛窦手术前要做哪些检查?

答: 术前常规需要进行血常规+血型、生化、凝血功能、传染病筛查、尿常规、大便常规及潜血、胸部X线片、腹部超声、心电图检查,其他检查根据患者具体病情选择。

11. 藏毛窦手术后主要有哪些治疗?

答: 抗生素抗感染、伤口换药等。

12. 藏毛窦手术后需要注意哪些方面?

答: 建议患者早下床,适当活动,减少剧烈运动,防止伤口裂伤；保持大便通畅，可适当服用润肠通便药，防止大便干结，排便时张力过大；术后定期剃除骶尾部毛发。

13. 手术后要住院多少天？什么情况下可以出院？

答：手术后一般需要住院 5 ~ 7 天，经复查血常规正常，伤口脓性渗液明显减少，创面引流通畅，无明显出血，无其他不适后即可出院，但出院后仍须定期复诊及换药。

第三节 肛门湿疣

1. 什么是肛门尖锐湿疣？

答：肛门尖锐湿疣是一种由人类乳头瘤病毒引起，发生于肛门及肛周皮肤黏膜交界处的疣状赘生物，常因接触带病毒的器物或性接触感染所致（见 183 页图 1–13）。

2. 肛门尖锐湿疣有什么临床表现？

答：肛门尖锐湿疣的自觉症状多不明显，有时可感觉到肛周灼痛、瘙痒及压迫感等，初发时可见少数微小淡红色丘疹，并逐渐增大、增多，倾向融合或互相重叠，呈大小不等的菜花状、乳头状。因分泌物浸润，表面可呈白色、污灰色、红色或有出血表现。

3. 为什么会得肛门尖锐湿疣？

答：本病主要是长期肛门皮肤不洁或分泌物刺激、摩擦而引起皮肤慢性炎症性损害，继而感染人乳头瘤病毒所致，人乳头瘤病毒容易在人体潮湿温热部位生长繁殖，所以肛门与生殖器部位是最常见的发病部位。人乳头瘤病毒的主要传播途径是性接触传染，也可能通过接触尖锐湿疣患者的分泌物或污染物而间接染病。

4. 肛门尖锐湿疣如何治疗?

答：目前还没有特效疗法。尖锐湿疣的治疗主要采用综合治疗，主要有手术切除、冰冻疗法、激光治疗、电烧、微波和药物治疗。因为本病带有传染性，所以如果出现这种疾病，还是建议及早到专科就诊治疗。

5. 为什么肛门尖锐湿疣比较难治?

答：肛门尖锐湿疣相比其余部位的尖锐湿疣在治疗上难度更大，是临床上极为棘手的一种病症，主要有以下几点原因。

（1）肛门尖锐湿疣目前尚无特效抗病毒药物。

（2）肛门部位特殊，起病初期一般不易发现。

（3）肛门部常处于温暖潮湿状态，血运丰富，为人乳头瘤病毒提供了很好的生存环境。

（4）肛周瘙痒症、湿疹、痔疮、肛裂等肛周疾病引起的局部皮肤黏膜的受损增加了感染机会。

（5）在公共厕所、浴池易接触到人乳头瘤病毒，不洁性生活及不良卫生习惯又增加了再次感染的机会。

6. 肛门尖锐湿疣治疗后容易复发吗?

答：肛门尖锐湿疣治疗难度大，据统计约25%的患者会有不同程度的复发，因此要想彻底治愈，必须到正规医院治疗，并及时复查。

第四节　肛窦炎

1. 什么是肛窦炎?

答: 肛窦炎又称肛隐窝炎、肛腺炎，一般由细菌感染引起，临床症状常常不典型，多数患者表现不尽相同，轻重不一。可表现为肛门部钝痛、刀割样痛、针刺样痛、灼热样痛、坠胀疼痛、跳痛等，部分与体位或活动有关，如久坐、行走、排便时疼痛加重；症状较轻者可表现为排便不尽感、异物感、下坠感、里急后重感等。肛窦炎可导致分泌物增加，刺激或污染肛周皮肤致肛周湿疹，致使肛周潮湿、瘙痒。

2. 为什么会得肛窦炎?

答: 这和肛窦的解剖结构特点有关。肛窦呈开口向上的漏斗状结构，容易积存粪便等污染物，粪便积存后细菌繁殖，细菌入侵肛腺则造成肛腺感染，形成炎症即肛窦炎。

3. 哪些人群容易患肛窦炎?

答: 本病可发生于任何年龄，但以青壮年为主，女性发病率高于男性。

4. 中医怎么认识肛窦炎?

答: 中医认为肛窦炎多因湿热下注、热毒炽盛、阴虚内热、气虚下陷、气滞血瘀等所致。饮食不节制、过食醇酒厚味、辛辣炙烤等导致湿热内生，下注肛门则发展为本病。因肛窦炎慢性炎症刺激引起的肛乳头增生肥大，中医形象地称为“悬珠痔”。

5. 肛窦炎和肛裂有什么区别？

答：肛裂以排便及便后剧烈疼痛为主要表现，有特殊的疼痛周期，可有少量便血，检查肛管皮肤有纵行裂口、溃疡；肛窦炎临床表现多样，无明显疼痛周期。

6. 肛窦炎和痔疮有没有关系？

答：没有。肛窦炎和痔疮属于病因截然不同的两种疾病。肛窦炎为感染性疾病，痔疮为解剖结构异常性疾病，肛窦炎发病与否及发病轻重程度与痔疮均不相关。

7. 应该如何预防肛窦炎？

答：保持排便通畅及肛门部清洁，及时治疗腹泻、便秘；合理饮食，少食辛辣物，少饮酒。

8. 怀疑自己得了肛窦炎该做什么检查？

答：肛窦炎患者化验检查可能查不出异常，应由肛肠外科医师做肛门指检和肛门镜检查，结合临床症状来诊断。

9. 肛窦炎是否可以自愈？

答：肛窦炎病程可持续数月甚至数年。肛窦炎不是自限性疾病，不会自愈。

10. 肛窦炎需要使用抗生素治疗吗？

答：肛窦炎急性期可根据感染的细菌种类选择相应的敏感抗生素治疗，非急性期使用抗生素疗效不确切，建议由专科医生制订治疗方案。

11. 肛窦炎该如何治疗？中医有特色疗法吗？

答：肛窦炎治疗以保守治疗为主，分内治和外治，内治可选择相应抗生素，外治可采用中医特色疗法：熏洗法、塞药法、灌肠法。若本病反复发作，形成局部脓肿时，需手术切开引流治疗。部分患者由于精神过度紧张，症状明显大于体征者，应予以心理疏导治疗。

12. 肛窦炎手术前需要做哪些检查？

答：术前常规需要做的检查包括：血常规＋血型、生化、凝血功能、传染病筛查、尿常规、大便常规及潜血、胸部X线片、腹部超声、心电图检查，其他检查根据患者具体病情选择。

13. 肛窦炎手术前患者需要做好什么准备？

答：患者手术前需要做好术前检查、肠道准备（清洁灌肠）、术区备皮（剃去手术区域的毛发）、心理准备、饮食准备（忌食辛辣刺激物等），以及购置术后坐浴盆、护垫、一次性内裤以及其他日常洗漱用品。

14. 肛窦炎手术有什么手术风险？

答：肛窦炎手术风险主要有术中、术后大出血，以及术后伤口感染、术后伤口水肿、伤口愈合不良等。

15. 肛窦炎不治疗会怎么样？

答：肛窦炎如果不予治疗，炎症可能进一步扩大形成肛周脓肿；可能刺激肛乳头增生肥大形成肛乳头瘤；还可能因炎症持续刺激而致使分泌物增加，出现肛门潮湿、瘙痒。

16. 肛窦炎手术创伤大吗？

答：肛窦炎手术创伤比较小，术后疼痛较轻，恢复时间相对较短。

17. 肛窦炎手术是否会造成肛门失禁？

答：肛窦炎手术几乎不损伤肛门括约肌，不会造成肛门失禁。

18. 肛窦炎手术是否会造成肛门狭窄？

答：肛窦炎手术创伤较小，不会切除过多肛门皮肤组织，一般不会造成肛门狭窄。

19. 肛窦炎手术后多久可以排便?

答: 因手术前会按常规做清洁灌肠，手术当天一般无大便，手术后第一天如有便意可以正常排便。

20. 肛窦炎手术需要住院多长时间?

答: 如不合并其他疾病，常规住院 3 天左右。

第五节　直肠阴道瘘

1. 什么是直肠阴道瘘?

答: 直肠阴道瘘，简单地说，就是直肠和阴道异常地相通了，形成一个缺口，排气排便时由于直肠肛管压力较大，会使气体、粪水等从缺口处进入阴道，使阴道出现排便、排气、局部慢性炎症等现象。

2. 为什么会得直肠阴道瘘?

答: 大多由于创伤引起，常见于分娩时的阴道撕裂伤，此外，周围手术损伤、炎症性肠病、癌肿侵蚀、药物腐蚀、放射性治疗、其他穿入或闭合性损伤等也可导致此病。

3. 直肠阴道瘘有什么危害?

答: 这类患者多数可能会出现直肠控气、控便困难或性生活受限，也可能由于局部感染引发泌尿、生殖道逆行感染甚至出现全身感染症状。该病会给女性病患的身心带来很大伤害。

4. 怀疑自己得了直肠阴道瘘，应如何确诊?

答: 建议找专科医院或专科医生检查，一般通过视诊、直肠及阴道指检、肛镜或阴道窥器检查就可以确诊，有些患者可能需要肠镜、钡剂灌肠、X线摄片、B超、核磁共振等辅助检查。

5. 直肠阴道瘘怎样治疗?

答：目前直肠阴道瘘主要以手术治疗为主，建议找这方面经验丰富的专家进行手术治疗。

6. 直肠阴道瘘的分类有哪些?

答：直肠阴道瘘根据瘘管在直肠的开口位置高低，可分为低位瘘、高位瘘、中位瘘。

7. 直肠阴道瘘常用的手术方式有哪些?

答：手术方式主要取决于瘘管在肛管或直肠内开口的位置。一般可分为经腹、经肛门直肠、经阴道和经会阴进行的不同方式。

8. 直肠阴道瘘和膀胱阴道瘘怎么鉴别?

答：直肠阴道瘘是直肠和阴道之间形成的通道，以阴道排便、排气、局部慢性炎症为其主要症状；膀胱阴道瘘为膀胱和阴道之间形成的通道，以漏尿为其主要症状，可因尿液长期浸渍而发生外阴及臀部尿性皮炎，易发生尿路感染，但不会有气体或者粪便从阴道排出。

第六节　直肠肛门损伤

1. 直肠肛门损伤主要有哪些原因?

答：插入伤：见于各种原因使异物刺入肛门直肠内。

手术损伤：因盆腔内、会阴部、肛门直肠和骶尾部各种手术时产生的误伤。

器械损伤：如各种肠镜、肛体温计、灌肠器等，放入不慎，或在取活体组织检查及电灼直肠内良性肿瘤产生的损伤。

武器伤：在战争时期多见，如枪弹、炸弹、刺刀等所致的损伤。

其他：如臀部创伤、骨盆骨折、分娩时会阴撕裂，或边缘锐利的直肠内异物等，均可损伤肛管和直肠。肠镜检查时，因气体注入太多，压力骤然增加，也可使直肠破裂，当呕吐、举重时，用力过猛，有时直肠也能自发性破裂。

2. 直肠肛门损伤有哪些症状?

答：肛门直肠的损伤症状，因损伤的轻重、部位和直肠及血管损伤的范围等的不同而不同，常见的症状是疼痛。腹膜内损伤者有下腹疼痛，以后可能有腹膜炎症状和体征；腹膜外损伤，疼痛不如腹膜内损伤严重，一般无腹膜炎症状和体征。如有骨盆骨折、膀胱和尿道破裂时，耻骨部可有疼痛，亦可有尿液外渗或发现直肠内有尿、尿内有血及粪便，还可出现出血和休克，发生感染时可形成脓肿和蜂窝组织炎。

3. 怎么诊断直肠肛门损伤?

答：肛管损伤容易诊断，直肠损伤则诊断较难，早期诊断和及时处理十分重要。根据病史和刺入异物的大小、形状、方向，以及出血、污染等情况，结合受伤体位和姿势，再结合局部体征和指检等检查，可以进行诊断。

4. 直肠肛门损伤有哪些检查方法?

答：视诊检查可见肛门处有原手术或外伤疤痕畸形，有粪便沾染现象。肛指检查见肛管松弛或括约肌收缩功能差等，临床诊断可以确立。原发病因在神经系统和结肠者，要通过神经系检查、钡剂灌肠和内窥镜检查等来确立。排粪X线造影可见到肛管直肠角消失等，这些检查有助于区分病变、病因和制订合适的治疗方法。

5. 直肠上段损伤如何治疗？

答：直肠上段损伤严重或穿孔时，如有出血先止血。合并失血性休克的，边止血边抢救休克。争取早期手术，可防止腹膜炎或腹膜外间隙感染，减少并发症状。如无休克应立即修补穿孔，必要时手术剖腹探查。

6. 直肠下段损伤如何治疗？

答：经会阴肛管直肠修补术：适于肛管及会阴部撕裂伤、挤压伤、清创后会阴修补，为保证伤口愈合、消除感染，局部可用广谱抗生素。

经骶部修补引流术：腹膜反折部以下、肛提肌以上的直肠损伤，可采取侧卧位，经骶部做切口、切除尾骨，修补裂口后，放置引流。

经会阴修补术：适于直肠下段及肛管的表浅裂伤，清创后，经会阴部修复即可。

7. 直肠肛门损伤的术后如何护理？

答：注意休息，室内经常保持整洁、安静、空气流通。密切观察患者的神态、面色、血压、体温、脉搏、呼吸、舌象、皮肤、出汗、大小便等变化。注意饮食宜忌，按医嘱及时准确给药，并观察药后效果和反应。

第七节　直肠脱垂

1. 什么是直肠脱垂?

答：直肠黏膜脱垂又称直肠脱垂，是指肛管直肠黏膜、直肠全层甚至乙状结肠下段脱出于肛门外的一种疾病。（见184页图2-3、图2-4）

2. 什么人群容易出现直肠脱垂?

答：本病发生于各年龄阶段，但以儿童、经产妇及老年人多见。

3. 直肠脱垂目前主流公认的发病机制是什么?

答：直肠脱垂的发病机制一般认为是盆底支持系统的紊乱，如肌群、韧带的松弛或直肠与骶骨的分离，导致直肠失去盆底支持系统强有力的固定而出现滑脱下移。

4. 直肠脱垂有哪些分类?

答：直肠黏膜部分下移，称不完全脱垂；直肠全层下移称完全脱垂。下移的直肠黏膜在肛管直肠腔内称内脱垂；下移到肛门外称为外脱垂。

5. 直肠脱垂如何分度及有哪些症状?

答：在临床上，根据直肠黏膜脱垂病史及脱垂程度，可分为三度。

Ⅰ度：不完全脱垂，仅是黏膜脱垂。大便时或腹压增加时直肠黏膜壁脱出肛门外，便后自行还纳，脱出长度3厘米。

Ⅱ度：完全性脱垂，此期是直肠全层脱垂，不合并肛管脱出。排便时直肠反复脱出、长期脱出，使直肠黏膜充血、水肿，甚至形成溃疡，因而伴有黏液分泌物或血液流出肛门外，需手托还纳，脱出长度 3 ～ 8 厘米。

Ⅲ度：直肠全层脱垂合并有肛管及乙状结肠脱出。除在排便时直肠脱出肛门外，日常生活中的咳嗽、打喷嚏、行走、久坐、久站也会引起直肠脱出，此期不易还纳，还纳后也容易再次脱出，脱出长度 8 厘米以上。

6. 直肠脱垂的中医诊断标准有哪些？

答：根据《中医病症诊断疗效标准》，此病辨证为脱肛，“脾虚气陷证”。主症：便时肛内肿物脱出，伴肛门坠胀、大便带血；次症：头晕、乏力、神疲、腰膝酸软；舌质淡、舌苔薄、脉细弱。

7. 直肠脱垂与痔疮之间有什么区别？

答：直肠脱垂和内痔脱出都有肛门内肿物脱出，但是无论是从外观形态还是颜色等方面都有一些不同的地方（见表 2–2）。

表 2–2　直肠脱垂与痔疮的区别

	直肠脱垂	痔疮
脱出物性状	大部分是环周的黏膜脱出，就是一圈黏膜都脱出，表面光滑，呈同心圆状	大多数是表面凹凸不平的一个或多个肿物，单个的外观看起来类似杨梅，多个的内痔脱出就能看到几个明显的分界线
颜色	多为淡红色	多为暗紫色或紫红色

8. 儿童直肠脱垂有哪些原因及有哪些治疗方法？

答：儿童盆腔组织结构发育不全，直肠的周围组织不能牢固地支持、固定直肠，加之日常儿童腹腔内的压力长期处于增高状态，如用力排便、剧烈咳嗽、频繁腹泻、排便时间过长时，会出现直肠黏膜脱垂现象，随年龄增长，症状会逐渐消失。因此，儿童直肠脱垂以保守治疗为主，如注意缩短排便时间，防止便秘或腹泻发生，便后立即复位等，对于病情较重者，亦可取俯卧位，用胶布固定双臀等。

9. 成人直肠脱垂有哪些治疗方法？

答：成人的黏膜脱垂除日常防治便秘、腹泻外，不完全直肠脱垂多采用硬化剂注射治疗，而完全性直肠脱垂则以综合治疗为主，根据不同病情采用的术式也不尽相同。

10. 直肠脱垂各个分度如何选择保守治疗或手术治疗？

答：目前针对Ⅰ～Ⅲ度直肠脱垂，主要采用手术治疗，手术方式可根据病情轻重、大夫经验水平综合考虑。

11. 中医对直肠脱垂有哪些治疗方法？

答：中医认为直肠脱垂属于“脱肛”范畴，而脱肛是一种慢性疾病，临床治疗常以增强元气为主，方法有内治、外治（含手术）、针刺和推拿等。

12. 中医对各个分度直肠脱垂的治疗效果如何？

答：中医的针刺、中药及生物反馈外洗法在直肠脱垂的治疗上积累了丰富的经验，多数创伤小、恢复快、疗效好，当然对于个别Ⅲ度脱垂的，我们还应该吸取、总结现代医疗的经验以提高疗效。

13. 中医对直肠脱垂的治疗有哪些优势？

答：中医将现代医学生物反馈治疗方法与传统中药及针刺疗法相结合，融合了中药内调、经络刺激及肌肉训练的物理治疗，内外兼治，既缓解了直肠脱垂，减轻了患者病痛，又有效规避了手术及注射带来的某些并发症。

14. 直肠脱垂主要有哪些外科手术方法?

答: 现代医学治疗直肠脱垂多以手术为主，手术方法多达 200 多种，常用的也有数十种，如经腹直肠前悬吊固定（Ripstein）术、经腹直肠后悬吊固定（Wells）术、阔筋膜直肠固定（Orr）术、耻骨直肠肌悬吊（Nigro）术、经会阴直肠黏膜切除及肠壁肌层折叠缝合（Delorme）术、经会阴直肠乙状结肠部分切除（Altemeier）术、肛管环缩（Thiersch）术等，但尚无一种十分理想的手术方法。

15. 直肠脱垂手术的目的是什么?

答: 手术治疗的目的是纠正解剖异常和治疗伴随症状，减少便秘和疼痛等并发症，把复发率控制在一个可接受的范围。

16. 直肠脱垂术后排便功能如何?

答: 大多数患者便秘及肛门失禁症状可在术后缓解。肛门失禁是直肠全层脱垂患者的主要症状，50% ~ 80%的患者术前存在肛门失禁，30%的患者术后仍有肛门失禁，这与肛门括约肌损伤或反复牵拉造成的阴部神经病变有关。

17. 直肠脱垂术后有哪些注意事项?

答: 首先就是不要过度地用力，包括做家务、性生活等。其次是在饮食方面，避免进食生冷、辛辣刺激性等食物。最后要预防大便干结或者腹泻。

18. 直肠脱垂术后肛门功能如何评价?

答: ①肛门坠胀评分：分别在治疗前后，根据患者自诉肛门的坠胀程度进行评分，未具有坠胀感和疼痛感的计为 0 分；轻度坠胀并且存在疼痛的计为 1 分；中度坠胀感并且伴随有轻微疼痛的情况计 2 分；重度坠胀感同时具有疼痛的计为 3 分；②排便功能评分：采用肛门失禁程度（Vai-zey）评分法对患者治疗前后排便功能进行评分，为 0 ～ 24 分，分数越大，排便控制情况越差；③直肠脱出程度评分：在治疗前后根据患者自诉进行评价，将不存在脱肛现象计为 0 分；具有脱肛现象，但是可以自行还纳计为 1 分；存在脱出现象，但是无法自行还纳，需要借助外力实现还纳计为 2 分；存在脱出情况但是通过外力协助仍旧无法还纳的情况计为 3 分。

19. 直肠脱垂手术治疗后容易复发吗？

答：直肠脱垂的治疗主要以手术为主。尽管目前手术方式众多，各有优势，部分术式疗效也值得肯定，但术后并发症和较高的复发率仍然存在。

20. 硬化剂注射在直肠脱垂的治疗中有哪些缺点？

答：硬化剂注射如果深度及注射量掌握不好，有引起肌层坏死的可能。单纯硬化剂注射治疗虽能起到一定粘连固定作用，但在改善局部支持力量方面较弱，所以相对复发率较高。

21. PPH 环形切除治疗直肠脱垂的原理是什么？

答：通过 PPH 环形切除多余部分直肠黏膜后以钛钉吻合断端并悬吊、提拉松弛的直肠黏膜来消除脱垂症状，使直肠壁绷紧并牵拉松弛的黏膜使其回缩而恢复正常解剖结构。

22. PPH 治疗直肠脱垂术后有哪些并发症？

答：PPH 治疗直肠脱垂术后易引起患者肛门坠胀、里急后重、肛门狭窄和顽固性便秘等症状。当然，这些症状的发生率与医师的经验水平密不可分。

23. 直肠脱垂治疗方法的疗效有哪些判定标准？

答：根据《中药新药临床研究指导原则》判定：痊愈

是指患者临床症状及体征完全消失，且随访期间未复发；显效是指患者临床症状消失，但直肠存在一定的脱垂现象，且脱垂程度在1.5厘米以内，可自行回纳；有效是指患者临床症状及体征有所改善，直肠存在脱垂现象且脱垂程度在4厘米以内，借助外力可回纳；无效是指患者症状未改善，或病情加重。

第八节　直肠肛门良性肿瘤

1. 大肠内的良性肿瘤有哪些?

答：除了生长于黏膜层的肠息肉外，其他的非黏膜层肿物包括脂肪瘤、血管瘤、平滑肌瘤、间质瘤等。

2. 如何确诊这些大肠肿瘤?

答：肠镜下可发现肿瘤，内镜医生可根据肿瘤形态和位置进行初步判断，但确诊到底是哪一种肿瘤要靠病理检查。

3. 为什么发现上述肿瘤后需要做超声内镜?

答：超声内镜和肠镜相似，只是前端有超声探头，可以在观察腔内形态的同时获得消化管壁层次和周围临近脏器的声学特征。它可以在胃肠镜的基础上明确病变大小、深度以及和周围组织的关系。所以如果发现大肠肿瘤，我们要明确到底是哪一种，位于大肠壁内的哪一层，以选择不同治疗方案，就需要做超声内镜。

4. 上述大肠肿瘤各有什么特点?

答：这些大肠肿瘤的命名是由组织来源加上“瘤”字，比如脂肪瘤就是来源于脂肪组织的一种良性肿瘤。不同肿瘤镜下特点各不相同。

脂肪瘤：升结肠多见，镜下表现为一种淡黄色的质地软的丘状隆起。根据生长方向可分为腔内、腔外、壁间三种类型。

血管瘤：多发于直肠和乙状结肠，分为毛细血管瘤和海绵状血管瘤，以海绵状血管瘤多见。内镜下表现为稍隆起的红色团块或紫色蚯蚓状的血管网。

平滑肌瘤：好发于直肠。分为良性的平滑肌瘤和恶性的平滑肌肉瘤。发于结肠的多为良性，一般表现为单个的丘状隆起，表面光滑，边界清楚；发于直肠的多为恶性，体积较大，多发融合或分叶状，表面溃烂。

间质瘤：可发生于胃肠道各段，多见于胃和小肠，其次是结肠，食管少见，内镜下仅见黏膜下的息肉样隆起。

5. 长了这些大肠良性肿瘤有什么症状?

答：一般瘤体较小时无明显症状。若瘤体较大或破溃可能出现腹痛、腹泻、排便不畅或便秘、便血、腹胀等症状。

6. 这些良性肿瘤常见吗?

答：肠腔内最常见的病变就是“肠息肉”，以上这些肿瘤都不算常见，所以简单了解即可。上述几种大肠良性肿瘤中最常见的是脂肪瘤。

7. 大肠良性肿瘤的易发人群有哪些?

答：这几种肿瘤都相对易发于50岁以上的中老年人，因此随着年龄增长肠镜检查必不可少！平滑肌瘤、脂肪瘤的发生男女无明显差异；间质瘤、血管瘤中男性略多于女性。

8. 大肠的良性肿瘤有必要切除吗?

答：脂肪瘤的恶变很罕见，无症状和并发症可以不处理，有糜烂出血和肠套叠者可内镜下局部切除。来源于黏膜肌层的小的平滑肌瘤切除或定期观察均可，来源于固有肌层的如果有症状或者恶变倾向应切除，直肠的平滑肌瘤易恶变为肉瘤，故应切除，若确定为平滑肌肉瘤更要切除。间质瘤一般认为有潜在恶性，治疗以切除和靶向药物为主。

9. 切除的方法是什么？

答：在明确瘤体的深度、大小等综合信息的基础上，内镜下治疗一般选择 ESD 术（黏膜剥离术），简单讲就是从肠壁的深处将肿物挖出来。若病变范围大，具有恶性转移等也可能选择开腹手术。

第九节 便秘

1. 什么是便秘？

答：便秘是种症状，表现为排便次数减少，粪便干硬和（或）排便困难。排便次数减少指每周排便少于 3 次。排便困难包括排便费力、排出困难、排便不尽感、排便费时以及需手法辅助排便。

2. “宿便”和便秘有关系吗？

答：相信很多人都听过“清宿便，排肠毒，润肠道”的广告语，但便秘真的就是宿便过多吗？一般来说，人体从进食到排便为 24 ~ 48 小时，所以多数人每天排一次便。不过我们讲过，排便情况有个体化差异，有的人一天排两三次，有的人两三天排一次，若不伴随其他症状，都是正常的。引起便秘的原因很多，并不能用“宿便”来概括，医学中也不存在这一术语。

3. 便秘都是大便干硬吗?

答: 从便秘的定义我们可以看出，这种说法是错误的。若只有便质干硬，但排便顺畅，排便次数也正常，并不算便秘，而以下这些情况都应称作便秘。(1)大便过于干硬，排便次数减少，排便困难或排不尽。(2)大便并不干硬，但总是排不尽，刚大便后仍觉得有便意。(3)不是很快能排出大便，总是要蹲很久才能排便。(4)常有便意，但只有少量黏液排出，这是中医讲的“热结旁流”，常被误认为“腹泻”，若按“腹泻”治疗，越治疗反而越严重。

4. 大便先干后稀是怎么回事?

答: 有些患者刚开始排便时非常干燥，费力，接着排出的却是软便或稀便。这属于中医角度的“脾虚”，也就是脾气虚弱，水谷运化不畅，常辨证为“脾气虚”或“脾胃虚寒”，可能与西医的“消化不良”相关。

5. 便秘和腹泻交替是怎么回事?

答: 这是调节肠道的神经及大脑皮层功能紊乱所致，可因滥用泻药引起，也可见于肠结核局限性结肠炎、肠易激综合征、结肠癌等疾病，需引起重视。

6. 便秘认知误区有哪些?

答: 每天必须排便一次，排便量少是不正常的，便秘会中毒，便秘自己吃药就行不需要就医，适当腹泻有好处……这些都是不正确的认识!

7. 便秘有哪些危害?

答:(1)易导致肛门疾病：如痔疮、肛裂。

(2)易诱发肠道疾病：如肠息肉、肠炎、甚至肿瘤。

（3）易诱发心脑血管疾病：如排便过于用力，易诱发脑溢血、心肌梗死等。

（4）引起胃肠神经功能紊乱。

（5）形成腹疝：突然用力，腹内压过高，小肠等可经腹壁薄弱处向体表膨出。

（6）内分泌紊乱：如痤疮。

（7）精神系统障碍：如焦虑、抑郁。

（8）生殖系统异常：如不孕不育、性生活障碍等。

（9）有研究表明便秘还与乳腺癌、阿尔茨海默病的发生相关。

可见长期便秘可引起全身多系统的疾病，除了影响日常生活外，甚至可直接危害生命！

8. 便秘和心脑血管疾病有关系吗？

答：很多便秘患者的饮食缺乏纤维素，过于精细，也是导致动脉粥样硬化、高血脂、高血压、脑血管病的原因。此外，便秘患者排便时过于用力可使血压升高，容易诱发脑溢血、心肌梗死等严重疾病。

9. 便秘和长痘痘有关系吗？

答：停留于肠内的粪便产生的有害物质可以通过血液代谢到全身，部分从皮肤排出体外，导致皮肤血运障碍，这会加速皮肤衰老，导致皮肤粗糙，产生痤疮、雀斑等。

10. 便秘能导致大肠癌吗？

答：目前无明显证据证实便秘能直接导致大肠癌，但大肠癌的患者常因为肿瘤在肠腔内占据而出现便秘的症状。

已知大肠癌的发生可能与遗传、不良饮食、生活习惯、心理障碍、肠道慢性炎症刺激、肠道菌群失调、糖尿病等代谢疾病相关，而这其中的多项原因与便秘的原因有相同之处。有研究表明高纤维素饮食、适量运动可降低大肠癌的发生率和死亡率，这也是便秘治疗所提倡的。

11. 便秘能导致肠息肉吗?

答：有调查显示便秘患者的结肠息肉检出率更高，并且腺瘤性息肉有癌变风险，需尽早切除。

12. 便秘与情绪有什么关系?

答：心理因素在许多疾病的发生和治疗中有重要作用，其与便秘的相关性也已被证实。一方面，便秘可伴随焦虑、抑郁等异常心理状况发生；另一方面，便秘也可导致或加重心理障碍；同时，这些心理状况会降低患者生活质量，影响患者就医行为。

中医认为在食物消化排泄的过程中，肝和脾起着重要作用，与情绪密切相关。若情志不畅，则导致肝气郁结，气血津液运行不畅，糟粕停于体内，产生便秘；“忧思伤脾”，脾失健运，无力传送肠内的粪便也会导致便秘。

13. 便秘与肛周疾病有什么关系?

答：便秘患者可因粪便干、硬，排便时撕裂肛管引发疼痛，出现肛裂，进而引发肛窦炎、肛周脓肿、肛瘘等，也可因排便困难不得不久蹲强努，久之发生脱肛、直肠前突、会阴下降等病变；而这些病变又会使出口梗阻，进一步加重便秘。由此可见，便秘与肛周疾病可相互影响，恶性循环。

14. 便秘对肝硬化患者有什么影响?

答：失代偿期的肝硬化患者会出现门脉高压，食管—

胃底静脉曲张。便秘患者排便时的剧烈用力会使腹内压力突然增高，可能引发食管—胃底静脉破裂出血，出现呕血、便血，可危及生命。便秘患者肠道中的氨及其他有害物质的重吸收还可以导致肝性脑病的发生，严重者可出现肝昏迷。所以肝硬化患者要保持大便通畅，出现便秘及时处理。

15. 便秘对肺结核患者有什么影响?

答: 部分肺结核患者血管会遭到破坏，出现咯血的症状。除了肺结核，支气管扩张、肺癌也可出现咯血。对于这些病人，若因便秘而用力排便，可使胸腔、腹腔压力骤然升高，血管壁破裂，引发大咯血，危及生命。

16. 便秘能遗传吗?

答: 便秘常存在家族聚集性发病，这可能与家族的饮食和生活习惯相关，但其是否能遗传尚未得到证实。

17. 为什么女性便秘者比男性多?

答:（1）女性有月经周期，其中在排卵后至月经来潮期间孕激素分泌增多，对肠道蠕动有抑制作用。

（2）女性的肌力较男性弱，无论大便传输的力量还是排便时的腹压都较男性低。

（3）女性食量较小，而如果再过于节食就很容易引起便秘。

（4）女性更易受环境和情绪影响。

18. 老年人为什么容易便秘? 如何预防?

答:（1）年龄原因：随着年龄增长，肠道分泌和蠕动能力下降；盆底、肛门括约肌等肌力减弱，直肠敏感性下降。

（2）不良生活习惯：①饮食因素。老年人牙齿脱落，喜食精细食物，缺乏粗纤维和水分；食量减少，胃肠反应时间减慢。②排便习惯。一些老年人没有养成定时排便的习惯，常忽视便意。③活动减少。由于疾病或肥胖，运动减少，缺乏运动性刺激推动粪便。

（3）精神心理因素：老年人易有焦虑、抑郁、强迫等心理障碍，以及脑供血不足。

（4）肠道病变：老年易患直肠前突、直肠脱垂等病，易导致出口梗阻引起排便障碍。

（5）合并慢性疾病：患有糖尿病、尿毒症、帕金森病、脑血管疾病等可伴随便秘。

（6）医源性因素：服用阿片类镇痛药、抗抑郁药、利尿药或滥用泻药都可造成便秘。

虽然年龄等因素使老年人不可避免地成为便秘高发人群，但仍可通过患者自身的努力减轻便秘。首先，做到改善不良的饮食和生活习惯，尽量停用导致便秘的药物，若有粪便嵌塞，先清除嵌塞的粪便；其次，关注自身健康，对于便秘及其他全身性疾病积极治疗；最后，遵医嘱，勿滥用药物。

19. 婴幼儿正常的大便是什么样的？

答：新生儿在出生后的数小时至最初几天会出现首次排便，多为黏稠的墨绿色物质，这是胎粪。此后，随着母乳喂养开始，新生儿大便变为黄绿色，并逐渐向正常大便过渡。母乳喂养的宝宝大便为金黄色软糊状，偶尔微带绿色，排便次数较多，一般每天 2 ~ 5 次，随月龄增长次数会逐渐减少；人工喂养的婴儿大便稍硬，一般呈土黄色硬膏状，每天排便 1 ～ 2 次；自 4 个半月开始添加辅食后，婴儿大便逐渐接近成人，一般呈黄棕色，稠酱状。因此，新生儿大便次数多、稀，若精神和发育正常，无其他症状，属正常现象。

20. 婴幼儿大便异常可能预示哪些疾病？

答：（1）足月儿出生后 24 小时不大便可能存在消化道畸形。

（2）白陶土样便可能预示着胆道梗阻。

（3）绿色带黏液的豆腐渣样便可能意味着霉菌性肠炎。

（4）水便分离：孩子可能有肠炎。

（5）血便：首先应排除饮食所致假性血便。若有黏液、孩子哭闹，可能意味着肠炎；暗红色便并有恶臭，可能为出血坏死性肠炎的表现；果酱样便可能意味着肠套叠；柏油样黑便可能为消化道出血的表现；鲜血可能意味着肛门疾病。

（6）羊粪样块状：便秘。

（7）其他：绿色稀便、泡沫状、油便等可能是喂养不当导致。

21. 婴幼儿便秘如何调整饮食？

答：人工喂养的婴儿较母乳喂养者更易发生便秘，主要由于配方奶粉中含有的酪蛋白和钙较母乳中多。6 个月后的婴儿可通过增加辅食纠正，如蜂蜜、番茄汁、枣汁等果汁。较大婴儿可加菜泥、水果、粥类等。

22. 小儿便秘的原因有哪些？

答：（1）新生儿不排便首先考虑消化道畸形。

（2）随着喂养的开始，婴儿和儿童便秘可能是饮水少和喂养不当导致。

（3）未养成良好的排便习惯，如因贪玩、上课等错过便意。

（4）由于肛周疾病，如疼痛、出血等，恐惧排便。

（5）病理性原因：肠狭窄、肠梗阻、直肠肛门狭窄、先天性巨结肠等。

23. 如何预防小儿便秘？

答：（1）家长引导孩子养成定时排便的良好习惯，但不可勉强其排便。

（2）合理配食，不偏食，保证足够饮水，多活动。

（3）顽固性便秘或疑似病理性原因所致便秘应及时就医。

24. 糖尿病患者如何治疗便秘？

答：便秘是糖尿病患者最常见的消化道症状之一。控制血糖对便秘治疗有益，但对于糖尿病患者便秘仍缺少特异性治疗措施，主要靠调整生活方式和使用泻药来改善症状。

25. 哪些不良习惯容易引起便秘？

答：（1）该排便时不排便，总是憋着，错过便意。

（2）排便时总是玩手机、看报纸，注意力不集中，时间过长。

（3）饮水少，吃菜少，过度减肥。

（4）经常穿束腰带或束身衣。

26. 便秘是病吗？

答：便秘既是症状，也是疾病。偶尔的便秘很常见，若无其他不适，可通过调整饮食和生活习惯来改善，不必惊慌。但若长期便秘，或伴其他症状就要引起重视，尽快到医院治疗了，以免各种便秘危害健康。

27. 什么样的便秘要尽快就医?

答：粪便颜色出现异常，如白色、黑色便，便血、便中夹有脓液。

无明显诱因的排便习惯改变或性状异常，如粪便变细，出现沟痕。

停止排便、排气，伴有剧烈呕吐、腹胀等。

伴有发热、乏力、贫血、消瘦等。

伴有明显腹痛、腹部包块时。

体检癌胚抗原等肿瘤标记物升高时。

既往有结直肠肿瘤病史或家族史者。

便秘持续时间过长或自幼就开始有持续性便秘者。

28. 便秘患者就诊时该向医生说些什么?

答：有了以上对于粪便和便秘的基本认识，患者应注意观察自己的粪便状态，向医生说明便秘的持续时间、加重时间，非药物干预下多久能排一次便，大便的性状，排便的感觉，发病的缓急，伴随症状，诊疗经历，用药史，既往病史，工作、生活环境，饮食习惯，精神状况等。

29. 便秘的原因有哪些?

答：器质性疾病：由脏器的器质性病变引起便秘。

功能性疾病：指非器质性病因以及药物因素引发的原发性持续性便秘，又称习惯性便秘或单纯性便秘。

药物因素。

30. 能引起便秘的器质性疾病有哪些?

答：（1）肠道和肛门疾病：结直肠肿瘤、各类肠炎、憩室、肠腔狭窄或梗阻、巨结肠、结直肠术后、肠扭转、直肠膨出、直肠脱垂、痔、肛裂、肛周脓肿等。

（2）内分泌和代谢性疾病：严重脱水、糖尿病、甲状腺功能减退、甲状腺功能亢进、慢性肾病、尿毒症、重金属中毒、高钙血症、低钾血症、高或低镁血症等。

（3）神经系统疾病：自主神经病变、脑血管疾病、认知障碍或痴呆、多发性硬化、帕金森病、脊髓损伤、精神心理障碍等。

（4）皮肤肌肉疾病：皮肌炎、硬皮病、系统性硬化病、淀粉样变性等。

31. 能引起便秘的功能性疾病有哪些？

答：功能性便秘、功能性排便障碍、便秘型肠易激综合征。

32. 能引起便秘的药物有哪些？

答：阿片类药、抗抑郁药、抗癫痫药、抗组胺药、抗精神病药、抗帕金森药、利尿剂、解痉药、钙拮抗剂、钙剂、铁剂、止泻药、非甾体抗炎药、含铝或钙的抗酸药等。

33. 什么是便秘型肠易激综合征？

答：肠易激综合征是功能性胃肠病的一种，它以反复发作的腹痛或腹部不适为主要表现，同时伴有排便习惯和（或）性状的改变，腹痛、腹部不适常在排便后改善。多与精神因素或应激状态相关。根据粪便的性状分为腹泻型、便秘型、混合型和不定型四种。便秘型肠易激综合征就是在符合肠易激综合征的诊断标准基础上较多时间粪便主要表现为便秘的状态，它与功能性便秘的不同主要在于以腹痛或腹部不适为主要症状。

34. 功能性疾病所致的便秘如何分类？（见表 2-3）

表 2-3 功能性疾病所致的便秘分类

分类	常见情况	原因	表现
慢性传输型	多见于糖尿病、硬皮病合并的便秘，以及药物引起的便秘	主要由于结肠推进力不足，导致粪便通过结肠时间延长	排便次数减少、粪便干硬、排便费力
排便障碍型（出口梗阻型）	多见于老年患者	由于腹部、肛门、直肠及盆底的肌肉不协调，导致粪便排出障碍	分为排便推进力不足和不协调性排便两种，主要表现为排便费力、排便不尽感、排便时肛门直肠堵塞感、排便费时、需要手法辅助排便
混合型	即同时存在慢性传输和排便障碍	见前两型	见前两型
正常传输型	多见于便秘型肠易激综合征	主要由于直肠顺应性和敏感性下降所致	患者的神经内分泌功能和肌肉功能都完好无损，但存在便秘症状

35. 便秘相关检查有哪些?

答: 首先，排除器质性疾病，常见的检查有：血、粪便常规、粪便潜血等常规化验；结肠钡剂造影、腹部CT、电子结肠镜；腹盆腔其他影像学检查。

其次，评估结直肠和肛门功能、形态结构的检查有：胃肠传输时间测定（GITT）；肛门直肠压力测定；球囊逼出试验；排粪造影；盆底肌电图等。

最后，功能性便秘患者常伴睡眠障碍、焦虑和（或）抑郁情绪，建议利用焦虑他评量表（HAMA）、抑郁他评量表（HAMD）等分析判断心理异常与便秘的因果关系。

36. 便秘有必要做肠镜检查吗?

答: 有必要。在确定便秘原因时首先要排除器质性病变，而肠镜检查可以发现肠道内的微小病变，如肠息肉、早期肠癌等，这些是其他检查无法实现的。

37. 便秘为什么要做肛门直肠指诊?

答: 肛门指诊简便、易行，可初步评估肛门周围肌肉功能及了解有无肛门直肠肿物等器质性病变。

38. 什么是胃肠传输时间测定?

答: 胃肠传输试验是一种对于结肠运输功能的测定试验，是诊断慢性传输型便秘的首选方法。此试验方法目前尚无统一标准，最为广泛使用的方法简单来讲是顿服不透X线的标记物，于48小时摄片1张，必要时72小时再摄片1张。然后根据标志物的分布和排出率，判断是否存在结肠传输延缓、排便障碍。

39. 什么是肛门直肠压力测定?

答: 肛门直肠压力测定是将压力测定装置置于直肠内，

检查内外括约肌、盆底、直肠功能与协调情况，对排便障碍型便秘的诊断和类型提供帮助的一种检查方法。

40. 什么是球囊逼出试验？

答：球囊逼出试验是根据患者排出直肠内的充水或充气的球囊所需的时间来评估直肠的排出功能。该检查常作为功能性排便障碍的初筛方法，但结果正常并不能完全排除盆底肌不协调收缩的可能，因此不能单独用来诊断排便障碍，还需临床综合分析。

41. 什么是排粪造影？

答：是在患者做好肠道准备后，向直肠注入造影剂，观察患者模拟生理性排便时肛管直肠动静态的一种检查。主要测量项目有肛直角、肛上距、耻骨直肠肌长度、直肠前突深度。排粪造影用于与便秘相关的肛门直肠疾病和盆腔结构与功能的诊断，是排便障碍型便秘的重要检查方法，也是外科决定手术方式的重要依据。

42. 什么是盆底肌电图？

答：是用电极描记盆底众多肌肉的活动情况的检查。是诊断盆底肌不协调的重要方法。临床上多将其与其他检查如肛门直肠压力测定等的结果联合评估肛门直肠功能。

43. 如何确诊便秘？

答：根据患者的病史，完善体格检查、实验室检查，必要时做肠镜和上文提到的明确结直肠肛门情况的检查即可确诊。

44. 便秘该如何治疗？

答：（1）病因治疗：便秘的根本治疗在于去除病因，所以器质性便秘首先要治疗原发病。如肛门疾病引起的便秘需到肛肠科就诊，甲状腺功能减退引起的便秘到内分泌科就诊，药物引起的便秘需要减少药量或应用其他替代药物等。

（2）药物治疗：酌情选用药物，切忌滥用。

（3）纠正形态结构异常。

（4）恢复正常排便生理。

去除病因是便秘治疗的首要原则，故下文中所提到的便秘相关治疗主要针对功能性便秘，其他类型便秘可做参考。

45. 便秘治疗包括哪些？

答：一般治疗（包括饮食、运动、养成良好的排便习惯等）。

药物治疗（具体参见本章第 53、54、58 问等相关内容）。

精神心理治疗（具体参见本章第 60 问）。

非药物治疗：包括生物反馈、骶神经刺激等（具体参见本章第 61、62 问）。

46. 便秘者该怎样调整生活习惯？

答：（1）合理膳食和科学饮水：增加纤维素和水分的摄入，推荐成人每天至少喝水 1.5 ～ 2L，每日摄入膳食纤维 25 ～ 35g，可适量食用能润肠通便的食物，如芝麻、蜂蜜、甜杏仁等。

（2）运动：适当进行有规律的有氧运动，对于久病卧床、运动量少的老年人尤其有益。

（3）建立良好排便习惯：建议晨起或餐后 2 小时内尝试排便；排便时集中注意力，不看书，不玩手机；排便时间宜在 5 分钟以内，不宜过久；排便姿势正确；勿憋便。

（4）保持心情舒畅，消减压力，规律作息。

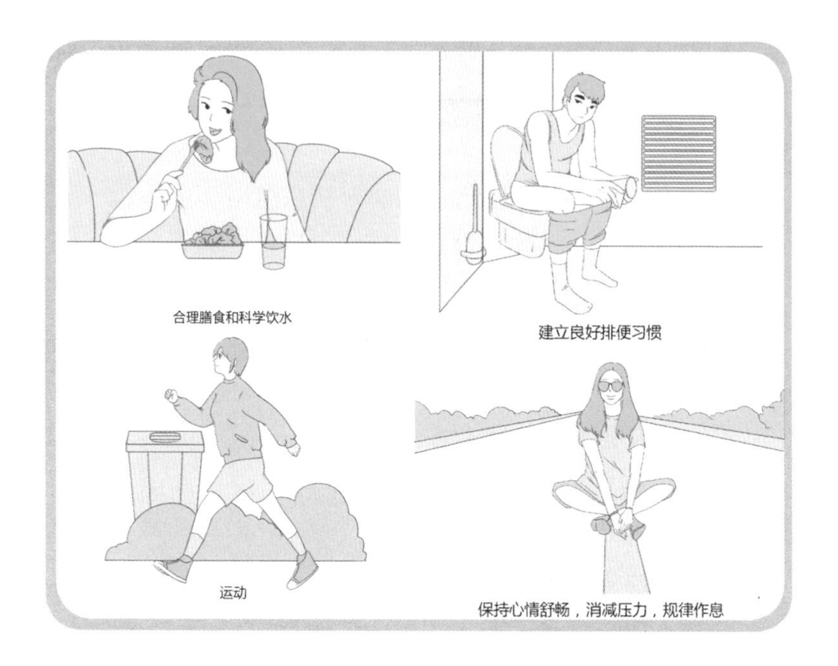

47. 便秘者饮食该注意什么?

答:（1）多喝水，保持肠道内有足够的水分软化粪便。

（2）多食用粗纤维新鲜蔬菜。

（3）必要时可食用一些能产生气体的食物刺激肠道蠕动，如黄豆、萝卜、洋葱等。

（4）体重和血脂正常的便秘患者也可食用油脂类食物，如花生、芝麻、核桃。

（5）适量食用苹果、梨等新鲜水果，食用酸奶、蜂蜜等也可通便。

（6）辛辣食物、烟、酒、浓茶可能加重便秘，建议避免。

（7）吃早餐，三餐定时定量，勿暴饮暴食，勿偏食。

48. 含有纤维，利于排便的食物有哪些?

答:（1）粮食类：大米、红薯、玉米等。

（2）豆类：大豆、红豆、绿豆、蚕豆等。

（3）蔬菜类：菠菜、芹菜、土豆、西红柿、黄瓜等。

（4）水果类：苹果、梨、山楂、杨梅、香蕉、枣等。

49. 香蕉能通便吗?

答：只有熟透的香蕉才能通便，如果多吃生香蕉反而会加重便秘。因为没有熟透的香蕉含有较多鞣酸，会抑制胃肠蠕动。所以将香蕉放在透风处存放至表皮稍有黑斑，但内里质地并未改变时食用效果最好。

50. 喝酸奶能治便秘吗?

答：喝酸奶对便秘是有好处的。因为酸奶含有肠道益生菌，有利于改善肠道功能和增加肠蠕动。但冷藏才能保持乳酸菌的活性，所以切记酸奶要冷藏存储。若嫌酸奶温度太低，可在喝之前在室温稍放一下。有的人喝酸奶易腹泻，那就不适合喝酸奶了，大量腹泻对身体有害。酸奶、香蕉、蜂蜜等食疗对便秘的治疗有限，还是要结合病情正规治疗。另外，不可为了缓解便秘长期食用同一种食物，这样会导致营养失衡、消化不良。

51. 便秘者可以选择哪些运动?

答：深蹲、直腿抬高、提肛运动、跳绳、慢跑、瑜伽、游泳、太极拳、八段锦等。

52. 上班族如何通过日常运动预防便秘?

答:（1）晨起后可通过转腰运动促进肠蠕动。两足分立略比肩宽，双膝微曲，上身直立，两手叉腰，目视前方，肩膀放松，呼吸自然，以肚脐为轴心，小腹部按顺时针和逆时针方向和缓平转。

（2）办公室或家在较低楼层的话，可以不乘电梯，通过上下楼梯增加运动。

（3）站立工作，或坐久了起来尝试半蹲运动。

（4）工作告一段落时，可以坐着做伸展运动。背靠椅背，双手举高，上身后仰，锻炼腹肌，但是要小心后倒危险。

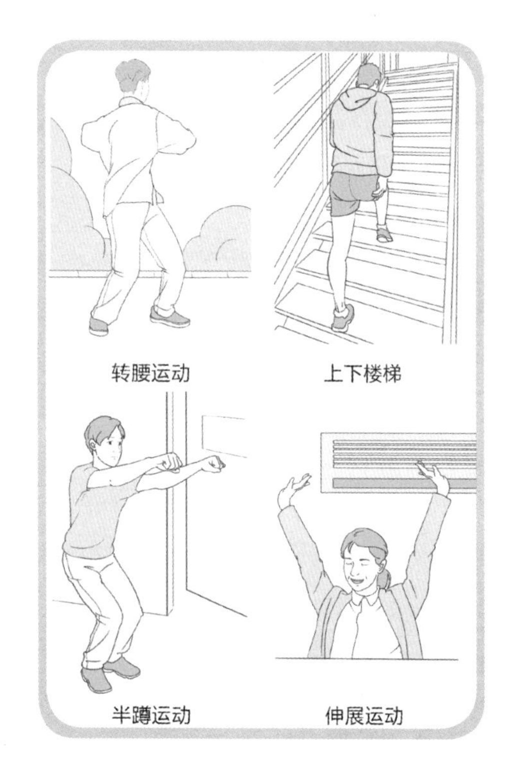

53. 治疗便秘的常用药物有哪些？

答：（1）容积性泻剂：欧车前、麦麸、甲基纤维素、聚卡波非钙片。注意服药时要多饮水。

（2）渗透性泻剂：聚乙二醇、不被吸收的糖类（乳果糖、甘露醇等）、盐类（如硫酸镁、柠檬酸镁、磷酸钠和磷酸氢二钠）。需注意这类药的不良反应，尤其是过量应用盐类泻药可引起电解质紊乱，老年人和肾功能异常者慎用。

（3）刺激性泻药：二苯基甲烷类（如比沙可啶、匹克硫酸钠）、蒽醌类（如芦荟、番泻叶、大黄）。注意长期服用蒽醌类泻剂有害。

（4）促动力药：莫沙必利、伊托必利等。

（5）微生态制剂：各类肠道益生菌（如美常安、整肠生等）。

（6）灌肠和栓剂。

所有药物均请在医生指导下服用。

54. 便秘可以长期服泻药或通便茶吗？

答：很多便秘的患者经常自己服用泻药，还有些爱美的女性，认为“清肠茶”没有不良反应，可以保持身材，这种做法是错误的！首先，这很容易造成肠道对药物的依赖，一旦停药，便秘容易加重。其次，很多通便茶含有蒽醌类泻剂，长期服用可以导致结肠黑变病，这种病变甚至与结肠癌的发生相关！所以通便药的使用需在医生指导下应用，不可自行长期服用，也不要随意喝减肥茶。

55. 便秘患者能常用牛黄解毒片吗？

答：因市面上很容易买到牛黄解毒片、牛黄上清丸等含有大黄成分的清泻药，很多患者就养成一便秘就买来吃的习惯，这种做法是错误的！牛黄解毒片是一种含有蒽醌类的泻药，长期服用可导致结肠黑变病。中医认为大黄苦寒，损伤脾胃，而脾胃乃后天之本，气血生化之源，故长期服用非常不利，尤其是对于老年、产妇，或气血虚弱所致便秘的患者。

孕妇、哺乳者、急性腹痛、肠道肿瘤、甲状腺功能减退者发生便秘，更不能滥用此类药物，以免发生意外。

56. 什么是结肠黑变病？（见184页图2-5、图2-6）

答：结肠黑变病是肠镜下黏膜表现为蛇皮状或网格状改变的一种肠道病变，主要由蒽醌类泻药长期刺激产生。研究显示，结肠黑变病患者中发现腺瘤与结肠癌的概率高于非黑变病患者！

57. 蒽醌类泻药有哪些？

答：目前已知含有蒽醌类成分的常见中药有大黄、芦荟、决明子、番泻叶。

中成药包括排毒养颜胶囊、牛黄解毒片、通便灵、复方芦荟胶囊、枳实导滞丸、新清宁片、胆宁片、麻仁润肠丸、六味安消胶囊等。

58. 滥用泻药有什么危害？

答：脱水；可能导致大出血；急腹症者可能导致腹痛加重或炎症扩散；妊娠期可能导致流产；中枢性抑制剂（如苯巴比妥）中毒者可致中枢抑制加深。

59. 如何正确使用泻药？

答：（1）因其他疾病正在接受治疗的或正在服用某些药物的患者，请及时告知医师。

（2）剧烈腹痛、恶心呕吐者勿擅自服用。

（3）孕妇或有妊娠可能的女性要告知医师。

（4）遵守服药方法，勿过量用药。

（5）绝不可将医师处方交与他人，或由他人自行取得药物服用。

（6）服用便秘药出现严重的腹痛、呕吐、发疹等不良反应应及时就医。

（7）服用一周仍无效者请与医师沟通。

60. 什么样的便秘患者需要精神心理治疗?

答： 合并精神心理障碍、睡眠障碍的慢性便秘患者可寻求心理指导和认知治疗。良好的心理状态和睡眠障碍对缓解便秘症状具有重要作用。合并明显心理障碍的患者可予抗焦虑抑郁药物治疗。有严重精神心理异常的患者应在精神心理科接受专科治疗。

61. 什么是生物反馈疗法?

答： 生物反馈疗法是借用专门的设备将人体小的生理活动信息转换成屏幕信息，在医生指导下，患者根据屏幕上变化的图案信号完成正常的排便动作，学会协调肛门肌群和腹部肌群的运动，重新建立正确的排便反馈通路。它是功能性排便障碍患者的首选治疗方法。

62. 什么是骶神经刺激?

答： 骶神经刺激是将电极植入，刺激骶神经根，改善肠道感觉和运动功能。该方法可用于常规内科治疗无效的难治性便秘，但有发生局部感染、刺激疼痛等并发症的风险。

63. 中医是如何认识便秘的?

答： 中医认为便秘是由于大肠传导失常，导致大便秘结、排便周期延长，或周期不长，但粪质干结，排出艰难，或粪质不硬，虽频有便意，但排便不畅的症状（相当于西医的功能性便秘）。

便秘的发病原因有饮食不节、情志失调、年老体虚、感受外邪等方面。基本病机为大肠传导失常。病位主要在大肠，同时与肺、脾、胃、肝、肾等脏腑相关。

64. 中医便秘如何分类?

答: 中医将便秘分为虚、实两方面。热秘、气秘、冷秘属实，燥热内结于胃肠者为热秘，气机郁滞者为气秘，阴寒积滞者为冷秘；气血阴阳亏虚所致者属虚。而虚实之间，常又相互兼夹或相互转化。

65. 中医如何治疗便秘?

答: 以恢复大肠传导功能，保持大便通畅为原则，避免单纯应用泻下药，针对不同的病因病机采取相应的治法。实秘以祛邪为主，虚秘以扶正为主。配合饮食等日常调护，大多预后良好。

66. 如何区别不同证型的便秘?

答: 实秘又分热秘、气秘和冷秘。

热秘：好发于素体阳盛，嗜酒，喜食辛辣食物，或热病之后的人。表现为大便干结，腹胀或痛，口干口臭，面红心烦，或有身热，小便短赤，舌红，苔黄燥。

气秘：多发于思虑过度、情志不畅或久坐少动的人。表现为大便干结，或不甚干结，欲便不得出，或便而不爽，腹中肠鸣，嗳气，胁腹胀痛，舌苔薄腻。

冷秘：表现为大便艰涩，腹痛拘急，胀满拒按，手足不温，舌苔白腻。

虚秘又分气虚秘、血虚秘、阴虚秘、阳虚秘。

气虚秘：多见于劳倦、久病、年老体虚之人。表现为大便干或不干，虽有便意，但排出困难，用力努挣则汗出短气，便后乏力，面白神疲，肢倦懒言，舌淡苔白。

血虚秘：多见于产后或贫血之人。表现为大便干结，面色无华，皮肤干燥，头晕目眩，心悸气短，健忘少寐，口唇色淡，舌淡苔少。

阴虚秘：多见于更年期的妇女。表现为大便干结，形体消瘦，头晕耳鸣，两颧红赤，心烦少眠，潮热盗汗，腰膝酸软，舌红少苔。

阳虚秘：多见于感受寒邪后或年老之人。表现为大便排出困难，小便清长，面色㿠白，四肢不温，腹中冷痛，腰膝酸冷，舌淡苔白。

67. 不同体质或证型的便秘患者有何推荐饮食?

答：（1）气虚：选用粳米、小米、山药、马铃薯、香菇、鸡肉、鸡蛋、鹌鹑、鲫鱼、黄豆、白扁豆等益气健脾食物，注意减少进食空心菜、萝卜等。

（2）湿热：选用赤小豆、绿豆、芹菜、黄瓜、苦瓜、莲藕、芥蓝、荷叶、黄豆芽等寒性食物。

（3）阴虚：选用银耳、百合、西红柿、莲子、鸭肉、猪肉、芝麻等补阴生津食物，禁食辛辣刺激、甘甜食物。

（4）血虚：食用黑木耳、胡萝卜、茄子、菠菜、红枣、瘦肉、猪肝、羊肝、甲鱼、荔枝、桂圆、猕猴桃等。

68. 中医治疗便秘有什么特色疗法?

答：（1）中药：包括内服和外用。

（2）针灸：包括体针、耳针、埋线、温针、艾灸、拔罐、穴位贴敷等。

（3）按摩。

（4）中医导引。

（5）药膳。

（6）刮痧。

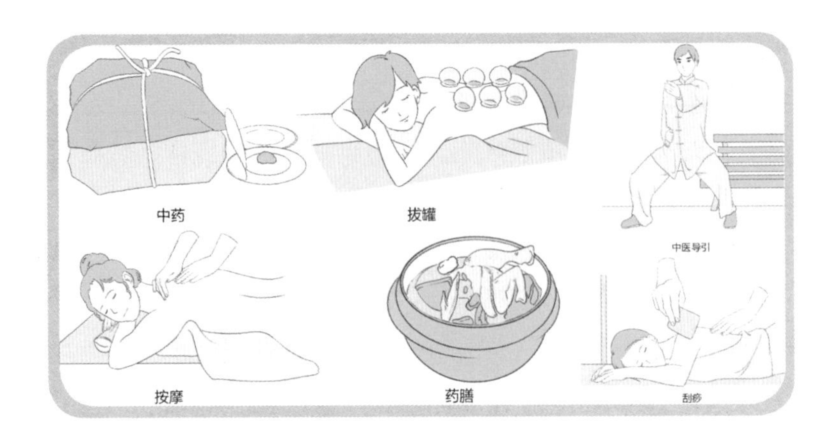

69. 艾灸适用于哪种便秘？

答：艾灸是用艾绒或其他药材，借灸火的温热刺激和药物作用，达到温通气血的一种中医外治法。适用于冷秘和阳虚秘。需在医师指导下运用，以免发生烫伤或辨证失误加重便秘。

70. 针灸能治便秘吗？

答：可以。针灸可通过腧穴的局部刺激，增加胃肠道动力，改善肠道菌群，以及通过肠—脑轴改善大脑功能，有助于慢性传输型便秘的治疗及患者焦虑抑郁状态的改善。刮痧、埋线等方法与之类似，也可通过腧穴局部刺激达到以上疗效。在一般治疗和药物治疗的基础上加用这些中医特色疗法效果更好。

71. 推拿按摩能治便秘吗，如何操作？

答：推拿按摩可促进肠蠕动，加快粪便排出，对慢性传输型便秘效果较好。我们可在家中自己按摩，简单、方便。

（1）揉腹：两手重叠，自右下腹开始，缓慢向上揉至右肋下，拐向左，揉至左肋下，拐向下，揉至耻骨部（顺时针方向），力度以能使腹部凹陷 1 ~ 2 厘米为宜，每次按摩时间 15 ~ 20 分钟。这样可以通过刺激肠蠕动，促进大便排出（需注意揉腹方向，不可反方向揉）。也可在按摩后沿着胃经、胆经等经络区域依次推压，或配合针灸治疗便秘的常用穴位按压。

（2）揉腰：先将双手搓热，然后用双手同时揉擦腰部两侧，从上至下，反复多次。

72. 具有泻下作用的中药有哪些？

答：大黄、芒硝、番泻叶、芦荟、火麻仁、郁李仁、甘遂、大戟、芫花、商陆、牵牛子、巴豆、千金子、蜂蜜、决明草等。

勿擅自服用。使用其他中药时警惕含有以上成分，可能会导致腹泻。

73. 治疗便秘的常见中成药有哪些？

答：麻仁润肠丸、黄连上清丸、枳实导滞丸、木香槟榔丸、四磨汤、通乐颗粒、芪蓉润肠液等。

遵医嘱辨证使用，勿自行服用。

74. “有劲”的泻药好用吗？

答：很多患者会要求医生开“有劲”的泻药，以尽快排便。但这些药中医称为“峻泻剂”，因其作用峻猛，极易损伤脾胃。故便秘患者还是不要一心图快，以使用对肠道作用温和而持久的“缓泻剂”为宜。

75. 服用通便药后仍不能排便怎么办？

答：服药后大便不通可尝试灌肠，若仍不能排便，可人工辅助排便，即用手挖出大便。对于肛门、直肠肌内障碍者可进行外科手术。

76. 灌肠有哪些类型，有何不同？

答：根据灌肠目的分为清洁灌肠和保留灌肠。清洁灌肠就是导泻，使肠内物质排出，主要用于术前肠道准备、粪便嵌顿、急性便秘，一般用温生理盐水或肥皂水。保留灌肠需要灌入的液体在肠内存留一些时间，用于治疗各种疾病，灌肠液为药物。

77. 如何灌肠？

答：患者左侧卧位，身体自然屈曲，暴露臀部。实施灌肠者站在患者背侧，戴好无菌手套，将灌肠液注入灌肠瓶内，悬挂于一定高度。排出灌肠器内液体并夹闭上端，将下端涂抹石蜡油等润滑剂后沿患者肛门缓缓插入 10 厘米，松开夹闭器，使灌肠液流入肠内。直肠的保留灌肠大约 100 毫升，清洁灌肠则以肠内残渣排出为度。

78. 如何人工取大便？

答：首先让患者取蹲位或跪俯卧位，暴露臀部，取便者戴无菌手套并在外层涂润滑油，用右手食指缓慢插入肛门，当触及大便硬结外端时，尽量将手指沿直肠腹侧推进，越过大便硬结，触及大便硬结另一端时，手指略屈曲，将大便挖出。若大便硬结过长，可用手指将大便分成几段，分段挖出，整个过程动作要和缓。

79. 什么样的便秘需要手术治疗？

答：一般便秘可通过改善生活习惯及内科治疗缓解，不建议手术治疗。保守治疗疗效差和经便秘特殊检查显示有明显异常的慢性传输型便秘、排便障碍型便秘可考虑手术治疗，但存在一定的并发症和复发可能。

第十节　结直肠癌

一、直肠癌

1. 什么是直肠癌?

答: 直肠癌是指齿状线到直肠与乙状结肠交界处的癌，是消化道最常见的恶性肿瘤。

2. 直肠癌常见症状有哪些?

答: 便血 80% ~ 90%、便频 60% ~ 70%（3 次或 3 次以上）、便细 40%、黏液便 35%、肛门痛 20%、里急后重 20%、便秘 10%。

3. 如何降低直肠癌术后的复发率?

答: ①定期复查：3 个月抽血行肿瘤标志物的复查，半年行肠镜和 CT 检查，一年行肠镜和 CT 检查，然后前三年，一年检查一次，如果没有问题，三年后每两年检查一次；②注意饮食：少吃高脂肪食物，其次是煎炸烧烤类食物；③适当锻炼，保持良好心情。

4. 如果怀疑自己得了直肠癌，应该做什么检查?

答: 一般情况下可先去肛肠科做肛门指诊，随后根据医生建议进行肠镜检查，确定肠道内是否有肿物存在，必要时还要做增强 CT、核磁共振、PET-CT 检查以获得更多关于直肠癌的相关信息，还可以进行肿瘤标志物、直乙镜等检查，对直肠癌有前期的预判。

5. 为什么会得直肠癌?

答: ①饮食因素（低纤维，高脂，高蛋白，少维生素和微量元素）；②遗传因素（直系亲属患有直肠癌，本人的患癌风险比较高）；③生活方式：吸烟、肥胖、压力比较大的生活方式都是直肠癌的诱发因素；④寄生虫：血吸虫病被认为是直肠癌的诱发因素。

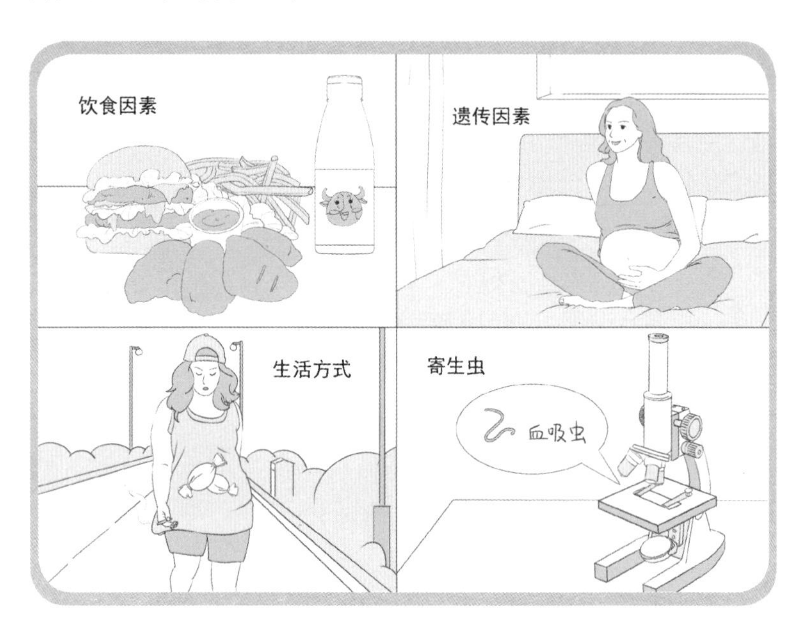

6. 得了直肠癌能保住肛门吗？

答：如果肿物的位置距肛缘 5 厘米以上，可以考虑保肛治疗。

7. 得了直肠癌该怎么选择治疗方式？

答：①直肠癌早期，没有转移的情况下，建议选择手术根治治疗；②如果直肠癌已经转移到肝、肺等脏器，肿物形态较大，或者侵及邻近组织和器官时，建议先化疗，再行手术治疗；③如果直肠癌的肿物已经导致排便困难，宜先行手术治疗，再行化疗；④根据患者身体状况、肿瘤分化程度、转移情况，综合考虑是否需要放化疗、手术治疗及如何进行等。

8. 直肠癌术前需要注意什么？

答：①需要对身体的基本情况进行了解，保证患者可以顺利地接受手术及术后的康复治疗；②心理准备，要让患者内心接受病情，积极配合治疗；③肠道准备：术前需要保证肠道干净。

9. 直肠癌术后需要注意什么？

答：①饮食问题。一定要严格按照医生要求控制饮食；②造瘘口的护理，每天观察造瘘口的分泌物，保证造瘘口的干净；③复发问题。定期复查，预防复发。

10. 直肠癌术后需要住院多久？

答：一般情况下患者需要住院 7 ～ 10 天。

11. 直肠癌术后怎么吃？

答：排气之前禁食水，如果口渴可少量喝水；排气之后排便之前，流质饮食；排便之后，半流食；出院后普通饮食。

12. 直肠癌术后多久可以下地活动？

答：一般情况下术后第一天就可以下地活动。

13. 直肠癌术后多久需要复查一次？

答：3 个月抽血行肿瘤标志物的复查，第一年内每半年行肠镜和 CT 检查一次，第二年、第三年每年行肠镜和 CT 检查，如果没有问题，三年后每 2 年检查一次。

14. 直肠癌会家族遗传吗？

答：恶性肿瘤是有一定遗传倾向的，直系亲属如果有直肠癌或者消化系统方面的癌症，本人属于高发人群，需提高警惕。

15. 直肠癌会传染吗?

答：至今为止，没有发现直肠癌有传染的报道，也没有明确的依据证明直肠癌会传染。

16. 直肠癌术后需要化疗吗?

答：直肠癌二、三、四期术后，需要根据肿瘤的具体分期结合患者具体情况制订化疗方案，常见的化疗方法有口服、静脉注射等，术后化疗一般情况下需要6次，化疗的同时，建议配合中药调节，增强人体的免疫力。

17. 直肠癌术后的中医治疗有效吗?

答：直肠癌术后配合中医药的治疗，对直肠癌术后的恢复、降低化疗药物毒副反应、提高生存率、降低复发率等均有积极的作用。直肠癌术后的中医治疗常常从补气益血，培补肝肾，健脾等方向入手，医生会辨证选择最合适的药物治疗。

18. 什么是肠造口?

答：肠造口，即人造肛门，主要是通过腹壁上的开口使肠道内容物排出体外，达到排便的作用，对于暂时或者永久性丧失肛门功能的患者起到替代肛门的功能。

19. 什么情况下需要行肠造口手术?

答：①如果肿物的位置距肛缘5厘米以下，基本上要考虑肠造口；②如果吻合时对吻合口没有绝对把握，为了安全起见，建议行预防造口。

20. 肠造口术后影响日常生活吗?

答：肠造口的患者可正常社交、结婚生子，基本上和正常人一样，需要先避免自己的心理负担。

21. 如何更换造口袋?

答: ①准备用品;②除袋(一手固定皮肤,一手由上往下撕造口袋);③清洗抹干(由外向内,环状清洗);④度量造口大小(圆形测直径、椭圆形测最宽点和最窄点、不规则造口采用图形或者描模法);⑤裁剪(一般比造口的大小大1～2毫米);⑥粘贴(依据造口位置由下往上贴,轻压内侧周围,再由内侧往外侧加压,造口底板完全贴在皮肤上,注意底板粘贴要平整);⑦夹上夹子。

22. 多久更换一次造口袋?

答: 小便造口:每3～5天一次;大便造口:每5～7天一次。

23. 造口后饮食有哪些注意事项?

答: ①少吃易产生气体的食物;②少吃易产生味道的食物;③避免吃容易腹泻的食物;④避免吃容易导致便秘的食物;⑤进食粗纤维食物要适量。

二、结肠癌

1. 什么是结肠癌?

答: 结肠癌是指乙状结肠至回盲部(包括回盲部、升结肠、横结肠、降结肠及乙状结肠)的癌。(见184页图2–7)

2. 结肠癌的早期症状是什么?

答: 结肠癌最早期可有腹胀、不适、消化不良症状,而后出现排便习惯的改变和大便带血,多数表现为排便次数增多、粪便不成形、排便前可有轻度腹痛,稍后可有黏液便或黏液脓性血便。

3. 结肠癌的好发部位是什么?

答: 从整个结肠而言，结肠癌的好发部位依次为乙状结肠、盲肠、升结肠、降结肠和横结肠。

4. 结肠癌还分“左半”和“右半”?

答: 是的，结肠癌分左侧结肠癌和右侧结肠癌两类。其中，右侧结肠癌临床表现以消化不良、贫血及肿块为主，腹痛多向脐上放射；左侧结肠癌临床表现以便血、大便习惯改变及肠梗阻为主，腹痛多向脐下放射。

5. 结肠癌的病理类型有哪些?

答: 结肠癌在钡剂灌肠时可见到下列类型：

（1）增生型——髓样癌多见，呈菜花状，又称软癌，向肠腔内生长。

（2）息肉样型——多位于降结肠，充盈缺损的边缘较光滑，常并发肠套叠。

（3）环形缩窄型——多为硬性腺癌或黏液性腺癌，癌肿较小，浸润性生长，环绕肠壁，在黏膜下生长蔓延，内壁常不光滑。

6. 结肠癌组织学分类有哪些?

答: 管状腺癌，乳头状腺癌，黏液腺癌，未分化癌，腺鳞癌，鳞状细胞癌。

7. 结肠癌的扩散转移途径有哪些?

答: 主要有直接浸润、淋巴转移、血运扩散以及种植扩散四种途径。其中，淋巴转移是结肠癌的主要转移途径。

8. 怀疑自己得了结肠癌，应该做什么检查最有效?

答: 筛查结肠癌有很多措施，包括：大便隐血试验、测定大便中脱落癌细胞的基因、肠镜等。其中，纤维结肠镜检查是最主要、最有力的工具。因为它能直接看到病灶，了解其大小、范围、形态、单发或多发，最后还能通过活组织检查明确病变性质。

9. 结肠癌的发病率有多高?

答：全世界结肠癌平均发病率：男性为16.5/10万，女性为14.7/10万。其中，美国夏威夷州的日本裔美国人男性结肠癌发病率最高，非洲、印度发病率最低。我国结肠癌发病率属低水平国家之一。

10. 男性、女性哪个患结肠癌的概率更高?

答：世界范围内男女结肠癌发病率接近，男性略高于女性。我国则男多于女，约为2∶1。

11. 多大年纪的人群容易得结肠癌?

答：我国结肠癌患者发病中位年龄为45岁，较欧美国家报道的55岁提前了10岁。结肠癌在我国虽然发病率较欧美低，但危害对象则较欧美年轻。

12. 结肠癌会家族遗传吗?

答：大部分的结肠癌发病，跟饮食习惯有关系，如高热量、高脂肪、低纤维素饮食习惯引发的结肠癌是不遗传的；但一部分结肠癌，比如说家族性的，由息肉病最终恶变引起的结肠癌，就跟遗传因素有关。

13. 吃什么食物容易得结肠癌?

答：常吃肉类罐头食品、动物肝脏以及高动物脂肪的人易患肠癌，而常吃蔬菜、水果以及仅用植物油烹饪菜肴的人很少患肠癌。

14. 吸烟与患结肠癌有关系吗？

答：临床病例对照研究证实，吸烟是结肠癌危险因素之一，此外，吸烟也被证实是大肠息肉切除术后复发的一个危险因素。

15. 心情不好容易得结肠癌吗?

答：人类是一个心理与生理紧密结合的有机整体，心理学因素和生理学因素同样与癌相关。长期受沮丧、焦虑、苦闷、恐惧、悲观甚至绝望等不良情绪刺激的人好发癌症。

16. 医生如何初诊结肠癌?

答：医生会根据结肠癌诊断要点做出临床诊断，主要诊断依据有：不明原因的贫血和乏力，消化不良，持续腹痛，腹部扪及肿块，排便习惯改变，血便或黏液血便以及结肠镜检查看到具有特征性的病变，气钡双重对比灌肠造影X线片中显示特征性病变等。

17. 结肠癌主要与哪些疾病相鉴别?

答：结肠癌主要与结肠炎性疾病，如肠结核、血吸虫病肉芽肿、阿米巴肉芽肿、溃疡性结肠炎以及结肠息肉等相鉴别。

18. 结肠癌要如何治疗?

答：结肠癌的发病率在逐年增加，尽管各种新技术、新疗法在不断涌现，手术切除仍是现在治疗结肠癌最主要而有效的方法。

19. 结肠癌手术的原则是什么?

答：概括起来说，即根治性、安全性、功能性三性原则，且其考虑次序不能改变。在肿瘤能够切除的情况下，首先要求遵循根治性原则，其次考虑到安全性，最后才尽量考虑功能性原则。

20. 行结肠癌手术治疗，要做哪些术前检查？

答：①一般性检查：在手术前，医生会详细询问病史并对患者进行全面的检查；②病理学检查：病理学检查是大肠癌患者手术前最为重要的检查项目之一，是制订手术方案的基础；③实验室检查：术前应围绕手术而进行相关的实验室检查，包括血、尿及大便常规，血生化、肝功能、肾功能、凝血象、空腹血糖、心肺功能等项目；④医学影像检查：包括超声、CT、X线及同位素扫描等检查。

21. 结肠癌的手术治疗，切除范围如何确定？

答：结肠癌手术切除范围主要包括以下两种情况：①对癌肿尚限于肠壁的患者，切除病变肠段及其淋巴引流区，可以达到根治的目的；②对癌肿已穿透肠壁或已伴区域淋巴结转移的病例，按照根治手术切除的要求和范围切除，并加强手术前后综合治疗，争取对转移灶行手术切除。

22. 结肠癌手术根治性原则是什么？

答：主要有四个方面：①全面细致的探查；②手术中严格遵守无瘤技术；③肿瘤整块切除；④彻底清扫淋巴结。

23. 结肠癌有哪些常见手术术式？

答：①盲肠癌及升结肠癌根治术：可用于治疗盲肠癌、升结肠癌、结肠肝曲癌；②横结肠癌根治术：适用于横结肠中部进行期癌；③左半结肠切除术：适用于进展期降结肠癌、降结肠乙状结肠交界处癌；④乙状结肠癌根治术：适用于进行期乙状结肠癌。

24. 结肠癌切除手术，到底是“腹腔镜微创手术”好，还是“开放手术”好？

答：腹腔镜微创手术和传统开腹手术比，术后恢复更快，痛苦更小，住院时间明显缩短，并发症少，但费用相对高一些。同时，在某些情况下，腹腔镜手术的风险和操作难度大于开腹手术，比如患者有广泛的肠粘连、病理性肥胖等。患者应在医生的建议下根据自身情况酌情选择最适合的术式。

25. 什么情况下不适合应用腹腔镜做结肠癌手术?

答：①不能耐受长时间气腹的疾病；②可能导致难以控制的出血（如门脉高压、凝血功能障碍）；③腹腔镜使用受限的情况（如病理性肥胖、腹腔内广泛粘连合并肠梗阻或妊娠等）；④晚期肿瘤侵及邻近组织和器官如输尿管等。

26. 结肠癌术后还需要哪些治疗?

答：①化疗治疗：虽然结肠癌手术切除了病灶体，但是无法清除所有癌细胞，为了避免残留癌细胞的繁殖扩散，化疗就在此时发生作用；②放射疗法：是针对不能切除的肿瘤或有远处转移病灶者或晚期结肠癌的治疗常用方法，可缩小肿瘤范围，改善临床症状。

27. 做过结肠癌手术，饮食上应该注意什么?

答：①多吃些膳食纤维丰富的蔬菜：如芹菜、韭菜、白菜等绿叶蔬菜；②易消化、细软的半流质饮食：如小米粥、大米汤、蛋羹、豆腐脑等；③合理搭配糖、脂肪、蛋白质、矿物质、维生素等营养成分。

28. 中医如何看待结肠癌?

答：中医认为结肠癌是一种本虚标实的疾病，以脾虚、湿毒、瘀阻为主要的发病机制，治疗遵循中医基本治疗原则，强调辨证辨病相结合的方式，以扶正、解毒、活血、散结等方法进行治疗。

29. 结肠癌术后日常生活需注意什么?

答：结肠癌术后生活没有特别的禁忌，注意饮食清淡，多喝水，多食蔬菜水果，保证营养充足，尽量少吃油腻辛辣的肉类食物，保证睡眠质量，避免精神紧张。

30. 结肠癌术后常见的注意事项有哪些?

答：①建立规律的生活方式，按时作息，合理膳食，保持平静的心理状态，避免从事重体力劳动；②术后 3 个月左右避免使腹内压增加的动作，咳嗽、打喷嚏时将伤口、造口捂住，避免发生疝气、造口脱垂；③开腹患者应系腹带一年以上；④有人造肛门的患者，应注意保持造口周围皮肤的清洁、干燥，预防造口周围皮炎。

31. 结肠癌术后会复发吗? 如何预防?

答：结肠癌术后有很高的复发概率，需定期复查。Ⅰ期结肠癌术后每 6 个月复查 1 次，连续 5 年，没有问题以后每年复查 1 次。Ⅱ期、Ⅲ期结肠癌术后每 3 个月复查 1 次，连续 3 年，没有问题每 6 个月查 1 次，连续 2 年，术后 5 年没问题以后，每年复查 1 次。Ⅳ期结肠癌为转移性，一部分患者也可能有手术机会，复查频率与Ⅲ期结肠癌相同，复查内容需增加 CT、核磁共振检查。

第三章 特殊人群肛肠疾病

1. 特殊人群包括哪些人群？

答：包括孕产妇、儿童、高龄老人、合并一些基础疾病的人群。

2. 孕期常见哪些肛肠疾病？

答：孕期常见的肛肠疾病包括痔疮、肛裂、便秘、肛周湿疹以及感染性疾病，如：肛周脓肿、肛瘘等。

3. 为什么孕期容易便秘？

答：孕期便秘是有生理原因的：第一，女性怀孕时，孕激素分泌会增加，孕激素增加以后，能抑制肠道的蠕动，会引起便秘；第二，怀孕六个月以后，增大的子宫会压迫盆腔，向后压迫直肠，会造成肠道梗阻不通；第三，有些孕妇有时候因为生理性贫血，会经常吃一些补铁制剂，补铁制剂会引起便秘；第四，好多女性在孕期会大补特补，总是吃一些热性的东西，就容易上火，引起便秘；第五，怀孕期间，活动量减少，亦可引起肠蠕动减少，诱发便秘。

4. 孕期便秘需要治疗吗？

答：孕期便秘是否需要治疗要看病情严重程度，根据是否影响生活、是否影响胎儿来综合考虑。如果病情较轻，通过日常饮食及生活调节即可，如果病情较重，应该在专业医师指导下使用药物及其他方法治疗。

5. 孕期便秘有什么危害?

答：孕期便秘会增加孕妈体内毒素，导致机体新陈代谢紊乱、内分泌失调，从而引起皮肤色素沉着、产生斑点、瘙痒、面色无华（所谓的“便秘脸”），毛发干枯等，还会引起食欲减退、精神萎靡、头晕乏力，久之又会导致贫血和营养不良，对宝宝的发育很不利。孕晚期，便秘会越来越严重，孕妈常常几天没有大便，甚至1 ~ 2周都未能排便，从而会导致孕妇腹痛、腹胀，严重时可能会导致肠梗阻，引发早产，危及母婴安危。孕妈因为便秘所以经常排便用力，还会导致痔疮的形成。

6. 孕期便秘如何治疗?

答：孕期便秘，不可轻易使用泻下剂和灌肠，可以采取以下措施：晨起后饮温开水一杯；培养清晨排便的习惯，因为清晨的“直立反射”和饭后的“胃结肠反射”可引起强烈的便意；多吃富含纤维的蔬菜和水果；生活规律、适度活动；如确实严重影响生活应及时前往专业的医院就医。

7. 孕期便秘用药应该注意什么?

答：孕期便秘，应尽量以食疗为主。不要口服润滑性的泻药，如蓖麻油、液体石蜡等，这样会影响肠道对营养成分的吸收，使宝宝的营养得不到很好的保障，也不要服用导泻剂或者强刺激性的润肠剂，以免使胃肠蠕动增强引起子宫收缩，导致流产或早产。若确实需要药物治疗，应在专科医师指导下用药，避免对胎儿造成影响。可以口服缓泻的药物，如乳果糖口服溶液，该药直接在胃肠道内产生作用而不被吸收，对胎儿无毒副作用。

8. 如何预防孕期便秘?

答: 养成按时排便的习惯;保持放松心态;合理饮食,禁辛辣食物,多吃富含纤维的食物,如苹果、萝卜等蔬菜,火龙果、香蕉等水果,蜂蜜、豆类等;多饮水;适当活动。

9. 孕期情绪波动会加重便秘吗?

答: 孕期如果情绪波动,会引起代谢的紊乱导致便秘出现或加重,所以孕期一定要保持一个良好的心态。

10. 为什么孕妇会得痔疮?

答: 怀孕后由于腹腔压力逐渐增加,尤其在妊娠晚期,痔静脉回流严重受阻,瘀血加重,腹压上升,导致痔疮形成。其次孕期饮食习惯改变,活动量减少,亦能导致便秘,孕妇排便用力,促使痔疮形成。

11. 孕期得了痔疮有什么危害?

答: 孕期痔疮经常出血,日积月累,可能导致严重贫血而出现头昏、气短、疲乏无力、精神不佳等症状,影响孕妈的健康与胎儿的发育,导致胎儿发育迟缓、低体重,甚至引起胎儿早产或死亡。内痔或混合痔发展到一定程度可脱出肛门外,由于痔块不断变大和脱出,以致孕妇在行走、咳嗽等腹压增加时,痔块即能脱出,进而影响工作、生活,增加孕妈精神和体力的负担。

12. 孕期痔疮需要治疗吗?

答: 无症状或症状轻微者可暂不治疗;若影响生活,且在调整饮食及生活方式后仍不能控制病情,可在专科医师指导下适当用药物治疗;若严重影响生活及胎儿安全,可采取手术治疗。

13. 孕期痔疮如何治疗？

答：孕期痔疮治疗主要以缓解症状为主，能保守就不手术，且保守治疗以局部用药为主，不全身用药。若病情危急，必须手术，医生会以创面小，痛苦少，不良反应小为原则。

14. 孕期痔疮用药应注意什么？

答：①要认真阅读药物说明书；②能不用药尽量不用或少用；③尽量以局部用药为主；④要以不良反应小的药物为主。

15. 孕期痔疮能做手术吗？

答：孕期得了痔疮原则上不建议手术，一般以饮食、休息甚至药物保守治疗为主；保守治疗无效且严重影响生活质量或危及生命时，一定要到专科医院找最专业的医生，选择最佳的手术时间和手术方式，千万不可盲目手术。

16. 孕期痔疮的治疗原则是什么？

答：孕期痔疮的手术治疗主要以缓解症状、保证孕妇安全为主，所以麻醉方式、手术方式及围手术期用药都要认真选择。

17. 孕期大便出血对胎儿有没有影响？

答：孕期出现大便出血，一般是由痔疮或者肛裂引起的，但是最好要查明出血的原因。如果确定是由痔疮或者肛裂引起的出血，出血量比较少或者是偶尔出血，对胎儿影响不大。但如果每次大便后都出血，并且出血量多，就容易引起孕妇贫血，如果贫血严重，对孕妇健康和胎儿的身体及发育肯定会有影响。

18. 孕期如何预防痔疮形成？

答：①要养成良好的饮食习惯，多吃蔬菜、水果和粗粮，多饮水，饮食尽量清淡，少吃辛辣、刺激、油炸的食物；②养成良好的排便习惯，避免便秘、腹泻的发生；③不要长时间站着、坐着，要适当活动，时不时地换换体位比较好；④坚持做提肛运动，促进局部血液循环；⑤多做肛门部温水坐浴，促进肛门局部血液循环。

19. 孕期肛裂是怎么形成的?

答：孕妇患肛裂多数是由便秘导致的，很多孕妇都有这样的经历。孕妇在怀孕时期由于胎儿不断增大致腹压增高，使粪便通过受阻，停留时间延长，水分吸收增加，导致肛裂出血等症状。

20. 孕期肛裂出血能自愈吗?

答：如果在肛裂初期，孕妇在各方面多注意，改掉不好的饮食和生活习惯，是有自愈的可能的。若肛裂日久，形成陈旧性肛裂，就很难自愈了，常常需要药物或等生产后手术治疗。

21. 孕期肛裂如何治疗?

答：孕期肛裂疼痛首先需治疗便秘，因此需要多休息，多食用蔬菜水果，避免辛辣刺激性的食物。可用温水、中药坐浴或配合药膏涂抹治疗。同时对于体位也有要求，最好的体位是侧躺，尽量不要坐着或平躺。

22. 孕期肛裂用药如何选择?

答：孕期肛裂应当首选无禁忌证、不良反应小的药物坐浴或外涂，尽量不用口服药物。如果便秘情况实在严重，具体用药需结合临床症状，以专科医生面诊指导为准。

23. 孕期肛裂要不要做手术?

答：孕期肛裂一般不建议手术，待分娩后再根据病情决定。

24. 如何应对孕期肛周湿疹?

答: 内调外养，是最安全、最放心的孕期肛周湿疹的应对方法。

内调：饮食习惯上，拒绝辛辣刺激食物，多吃健脾利湿的食物，有利于肠胃的消化和体质调养。

外养：尽量养成良好的生活习惯，便后及时清洗肛门，保持肛门部皮肤的清洁和干燥。若病情严重，可选用不良反应小的药物外用治疗。

25. 是否应该在怀孕前把痔疮处理掉?

答: 这个问题不可一概而论，应视孕前痔疮的轻重而定。如果孕前痔疮不太发作或发作频率不高，发作后症状不重，可不必孕前处理，反之，则孕前处理最好，毕竟孕期、哺乳期的手术、术后用药有很多限制。

26. 孕期为什么会得肛周脓肿?

答: 孕期女性免疫力下降，对感染性疾病的易感性显著增加，且胎儿压迫使肠蠕动减慢，亦可引起便秘，而便秘亦是肛周感染的重要诱发因素。

27. 孕期肛周脓肿要做手术吗?

答: 孕期肛周脓肿如果不痛不肿或者血象不高，可暂时不做手术，但如果患者疼痛剧烈，需要手术治疗，医生会以最安全的麻醉、最小的创伤为原则来做手术，尽量缓解症状。

28. 孕期肛周脓肿检查会对胎儿有影响吗?

答: 孕期肛周脓肿检查有肛门指诊、肛门镜检查、穿刺抽脓、肛管超声检查。这些检查不会对胎儿造成影响。

29. 孕期肛周脓肿如何选择手术方式？

答：孕期肛周脓肿一般以切开排脓为主，原则上不建议做根治术。

30. 孕期肛周脓肿术后需要注意什么？

答：①饮食调养，忌食辛辣刺激性食物；②适度休息；③按时换药或药物坐浴；④预防便秘；⑤做提肛运动。

31. 孕妇肛周脓肿术后疼痛怎么办？

答：肛周脓肿术后一般疼痛是不太明显的，有些患者术后 3 ~ 5 天创面分泌物增多，可能会有轻微疼痛，只要按时清理创面，保持创面清洁、干燥即可，不需特殊处理。

32. 产后常见哪些肛肠疾病？

答：产后宝妈一般常见便秘、痔疮、肛裂、肛门湿疹、肛周脓肿等肛肠疾病。

33. 产后为什么会便秘？

答：①由于产褥期胃肠功能减弱、肠蠕动减慢、肠内容物在肠内停留时间过长，使粪便水分被吸收而造成大便干结；②孕妇妊娠期腹部过度膨胀，使腹部肌肉和盆底组织松弛，或产后人体虚弱，排便力量减弱，所以产后经常有便秘的现象；③产后饮食过于讲究，饮食结构不合理缺乏纤维素，食物残渣减少；④下床活动少，肠蠕动减少；⑤有些产妇不习惯在床上排便，使粪便在肠道内停留时间过长；⑥情绪因素，产后情绪容易波动，亦可抑制胃肠道蠕动。

34. 产后便秘怎么办？

答：①适当增加活动量，不要久卧不动；②调整膳食结构，注意摄入富含纤维素的新鲜蔬菜和水果；③要多喝水；④保持乐观情绪。如果能坚持做到，一般便秘可逐渐恢复；

若不能恢复，则应在专科医生指导下治疗。

35. 产后便秘用药应注意什么？

答：哺乳期比较特殊，所以医生一般不建议使用药物治疗，而是调整饮食及生活习惯。但是如果便秘严重的话还是可以遵从医生的嘱咐选择合适的药物治疗。医生会考虑到婴儿及宝妈的身体状况，尽量选择不良反应小的药物。

36. 产后为什么痔疮会加重？

答：分娩时孕妇较长时间用力及产后便秘，可使痔静脉瘀血加重或血管破裂，加重痔疮。但随着时间推移，身体机能逐渐恢复，病因消失，加重的痔疮亦会逐渐减轻。

37. 产后多久可以去医院做肛肠手术？

答：这主要取决于疾病的轻重缓急。考虑到肛肠术后用药（比如抗生素、止血药）对小孩及产妇的身体的影响，一般情况下，最好是等到断奶以后再考虑做肛肠手术。

38. 产后为什么会肛裂？

答：除了因分娩时阴道扩张、撕裂累及肛门外，更主要是由于便秘所致。

39. 小儿常见哪些肛肠疾病？

答：小儿常见肛肠疾病有直肠息肉、肛门周围脓肿、肛瘘、肛裂、直肠脱垂、先天性肛门发育畸形。

40. 为什么小孩子会得直肠息肉？

答：据有关资料统计，直肠息肉是小儿肛肠病中比较常见的疾病，占 30% 左右，具体原因可能与遗传因素、炎症（如痢疾）、机械性慢性刺激（便秘、粗糙的粪便）、病毒感染等有关。

41. 小孩子得了直肠息肉会有什么表现吗?

答: 一般会有便血、脱出、腹泻等表现，便血一般量较少或者粪便上带点儿血丝，位置比较低的息肉还会脱出到肛门外，还有就是大便不顺畅，会有拉肚子的表现。

42. 是不是小孩子都会得直肠息肉?

答: 儿童直肠息肉多发生在 2 ~ 10 岁，一旦发现孩子有便血或者大便颜色变黑的情况，请及时前往专科医院就诊。

43. 小孩子得了直肠息肉会不会自愈呢?

答: 有少部分小孩的直肠息肉在青春期后有自行脱落和退化的可能。这一部分孩子，平时注意饮食，注意一些生活习惯，保持大便通畅，避免大便干燥、腹泻等一些刺激因素，可能能够自愈。但是绝大部分小孩的直肠息肉是不能自愈的。

44. 小孩得了直肠息肉有什么危害?

答: 一般小孩的直肠息肉没有什么明显症状，有的会出现出血症状，有的甚至出血还比较多，如果时间比较长，有可能导致贫血等一些不良的后果。还有的一些带蒂的息肉反复脱出，有可能会导致嵌顿，而引起嵌顿坏死等不良的后果，时间长了以后，甚至可能影响孩子的身体和心理，对小儿的成长极其不利。当然还有一部分多发的息肉，比如家族性腺瘤性息肉，还有癌变的可能，更加不可能自愈，所以一旦发现或者怀疑小孩有直肠息肉，还是建议尽快到专业的医院来就诊。

45. 小儿直肠息肉需要治疗吗?

答: 这个情况有时候要具体来看，有一部分小孩直肠息肉如果比较孤立，长期观察也没什么变化，在青春期以后可能会自行脱落或者退化。这一部分小孩的直肠息肉，不一定需要治疗，但如果出现连续性出血的情况，有的人会出现贫血、消瘦或排便的时候有黏液，甚至出现电解质改变，如低钾导致四肢软弱无力等症状，就肯定需要治疗了。如果息肉连续生长，有时候还可能引发肠套叠，或者是直肠息肉脱出嵌顿坏死，引起一系列不良的后果，也一定要进行治疗。还有一些多发的息肉，也可能是癌前病变，比如说家族性息肉病，一定也要早期治疗。

46. 小儿直肠息肉应如何治疗？

答：小儿直肠息肉一般可以先保守治疗，经保守治疗无效后，可考虑手术治疗。

47. 小儿直肠息肉会癌变吗？

答：大多数小儿直肠息肉是良性的，癌变率较低，但如果时间太久或者是多发性息肉、家族性腺瘤性息肉，还是有癌变可能的。

48. 小儿直肠息肉经治疗后会复发吗？

答：单发小儿直肠息肉经治疗后一般不会复发，但如果是多发性息肉或家族性息肉病，最好根据医生建议定期复查。

49. 最近孩子总是拒绝排便，哭闹不休，大便的时候还有血是什么情况？

答：这时候首先要考虑孩子是不是得了肛裂。肛裂的时候会伴有疼痛、大便出血的症状。

50. 小儿为什么会肛裂？

答：小儿肛裂一般是由大便干燥、排便用力、大便擦伤或撑破肛管上皮致局部缺血感染所致。

51. 小儿肛裂要治疗吗？

答：小儿肛裂一经发现，应尽早治疗，如果发展为陈旧性肛裂，则需手术治疗。

52. 小儿肛裂怎么治疗?

答：小儿肛裂以非手术治疗为主，目的是用药保持排便通畅和避免粪便干燥，减轻排便疼痛和促进创面愈合。家长首先要注重小孩的饮食调整，帮助孩子多吃新鲜蔬菜、水果，多喝水。其次要让小孩养成定时大便的习惯，每天至少要排一次到两次大便，便后可用中药或者温水坐浴一下，如果有便秘的话，可以口服一些通便的药物。慢性肛裂或保守治疗无效时，可考虑采用手术治疗。

53. 小儿肛裂能手术吗?

答：小儿肛裂大部分经过保守治疗都能够治愈，若病情严重保守治疗无效，可考虑采用手术治疗。

54. 小儿肛裂会不会复发?

答：大多数肛裂经适当的非手术治疗或手术治疗，是能够愈合的，但如果小儿大便干燥，排便不畅，也是有复发可能的。

55. 为什么小儿会得肛周脓肿?

答：因为小儿皮肤娇嫩，免疫机能低下，机体抵抗力差，且性激素水平较高，皮脂腺、肛腺相对分泌旺盛，再加上小儿经常便秘、腹泻、尿布摩擦，易致肛周感染，形成肛周脓肿。

56. 小儿肛周脓肿会自愈吗？

答：小儿肛周脓肿如果脓腔比较浅、短且范围小，随着体内激素水平下降，大便次数减少，有自愈的可能；但绝大多数小儿肛周脓肿不能自愈，甚至迁延日久，容易形成肛瘘，甚至造成肛门功能损伤。

57. 小儿肛周脓肿、肛瘘要做手术吗？

答： 小儿肛周脓肿、肛瘘一旦发现，应尽早去专科门诊就诊，医生会根据患儿年龄、病情、身体状况考虑是否手术治疗。

58. 婴幼儿肛周脓肿、肛瘘如何治疗？

答： 根据作者多年临床研究，1 ~ 6个月的患儿，首选保守治疗，效果不佳时采取手术治疗；6个月 ~ 3岁的患儿，首选一次性根治术和肛瘘切除术。

59. 小儿肛周脓肿、肛瘘手术会不会复发？

答： 小儿肛周脓肿、肛瘘，范围局限，位置较浅，只要彻底清除感染肛腺组织，引流通畅，注意保持肛门部清洁，预防腹泻、便秘，一般是不会复发的。

60. 为什么婴幼儿容易患直肠脱垂？

答： 因为婴幼儿体质娇嫩，发育不成熟，骶骨弯曲未完全形成，直肠黏膜下组织比较松弛，缺乏骶骨的支持，而且直肠与骨盆几乎垂直，不利于固定；婴幼儿时期又容易患营养不良、百日咳、肠炎、腹泻等疾病，长期腹内压增大，失去对直肠的牵拉作用，因此容易患直肠脱垂。

61. 什么是先天性肛门直肠畸形？

答： 这是以肛门、直肠发育异常为主要表现的消化道畸形。

62. 先天性肛门直肠畸形通常包括哪些疾病？

答： 包括先天性肛门闭锁、肛门直肠发育不全、直肠膀胱瘘、直肠尿道瘘、直肠阴道瘘、直肠前庭瘘、直肠会阴瘘、直肠前列腺部尿道瘘、肛门狭窄、肛门皮肤瘘等疾病。

63. 合并有高血压、心脏病、糖尿病的老年人能不能做肛肠手术?

答: 这个要综合考虑，这类患者，一般都有手术禁忌证，不到迫不得已，尽量不做，但如果病情危急亦应当机立断，毕竟生命第一。

64. 服用了阿司匹林、波立维这一类药物还能做肛肠手术吗?

答: 原则上必须停药 5 天以上再行肛肠手术，因为这类药物具有抗凝血的作用，如果做了肛肠手术，术后容易出血，风险极大。但如果病情危急，亦可在征得家属同意，充分准备的基础上再行手术。

65. 糖尿病患者肛肠手术术后要注意什么?

答: 糖尿病本就是一种消耗性疾病。糖尿病患者生理代谢失调，体内蛋白质及脂肪缺乏；水、电解质平衡失调，抵抗力下降，病菌容易侵入体内；血糖过高，细菌也易滋生繁殖，容易造成术后创口感染，延缓创面愈合时间。故糖尿病患者术后应注意饮食，按时服用降糖药，控制血糖；按时换药，预防创面感染。

66. 为什么老年人易患直肠脱垂？

答: 老年人直肠脱垂多因年老体弱，气血不足，中气下陷所致。老年人全身组织衰退，肛门括约肌松弛，再加上一些慢性疾病，如便秘、支气管炎、咳嗽、前列腺增生等，增加腹腔压力，压迫腹腔脏器，推压乙状结肠和直肠向下移位，就容易发生直肠脱垂。

第四章 常见胃肠镜相关问题

1. 什么是胃镜?

答: 胃镜是一种细长而柔软的，前端带有摄像头的医学仪器，医生可通过操作使其从人的口腔进入上消化道，观察食道、胃和十二指肠的病变。

2. 什么是肠镜?

答: 肠镜就是一种细长可弯曲的医学仪器，直径约 1 厘米，前端带有摄像头。医生将结肠镜从肛门插入直肠，经过乙状结肠、降结肠、横结肠、升结肠，一直到小肠和大肠连接的位置，可以观察大肠黏膜的病变情况。

3. 胃肠镜检查有什么意义?

答: 胃肠镜检查，可以发现胃肠道黏膜的病变，如息肉、炎症、癌症等，特别对早期癌症的发现具有重要意义。因此做到早发现、早诊断、早治疗，能挽救一个生命，挽救一个家庭。

4. 在什么情况下需要做胃镜检查?

答: 出现以下情况时需做胃镜检查:

（1）急性及不明原因的上消化道出血者（如呕血、黑便），不明原因消瘦、贫血者。

（2）有上消化道症状（如胸骨后疼痛、烧灼感及吞咽困难，上腹痛、反酸、不停打嗝儿、明显饱胀感等）诊断不明确者。

（3）X线、钡餐检查发现异常，需进一步明确病变性质和范围者。

（4）需定期随访者（如溃疡、萎缩性胃炎、息肉、胃切除术后等）。

（5）肝硬化等疾病需要完善食管、胃底等并发症评估的患者。

（6）需胃镜下治疗者（息肉、贲门失弛缓、胃食管静脉曲张等）。

5. 在什么情况下需要做肠镜检查?

答：出现以下情况时：

（1）不明原因出现便血、黑便、持续便潜血阳性、贫血、腹部包块或进行性消瘦等。

（2）出现消化道不适，如腹痛、腹胀、慢性腹泻、便秘、大便变细，通过其他检查无法明确的。

（3）慢性结直肠炎需要定期复查肠镜，因为长时间炎症刺激可能会导致恶变，同时也可以了解肠炎治疗后的改变。

（4）家族有结直肠息肉、消化道恶性肿瘤病史者。

（5）如果曾经在肠镜检查过程中发现息肉，建议定期复查肠镜。

（6）曾经做过肠道相关肿瘤手术或者肠道部分切除手术的，需要定期复查肠镜了解吻合口情况，因为肠道肿瘤术后可能会复发，同时吻合口炎症反复刺激也有可能引发恶变，需重视随访。

（7）40岁以上的人群建议至少做一次肠镜早癌筛查。

6. 做胃肠镜有没有什么禁忌证?

答：有。严重心功能不全、休克、腹主动脉瘤、急性腹膜炎、消化道穿孔、精神病患者以及孕妇、不能合作者是做胃肠镜的禁忌。对于一些重症溃疡性结肠炎、急性炎症、慢性盆腔炎、多发性憩室、腹部或盆腔手术导致肠粘连、直肠肛门等经期女性作为肠镜的相对禁忌证，由内镜医师判定是否可以做肠镜。

7. 做胃镜是一种什么体验？

答：如果做的是普通胃镜，全程都是在清醒状态下完成的，做胃镜前需口服局部麻药（如盐酸达克罗宁胶浆），在镜子过咽喉时会有一点儿恶心感，当镜子进到胃内打气时，会有一定的饱胀感，但只要配合医生，大部分患者都可以顺利完成；如果做的是无痛胃镜，则是在睡着的情况下完成，以上所说的基本感觉不到。

8. 做肠镜是一种什么体验？

答：肠镜分两种：一种是普通肠镜，一种是无痛肠镜。如果选择的是无痛肠镜，基本上睡一觉就结束检查了，一点儿痛觉都没有，如果麻药代谢慢的话，可能会稍微有点头晕，一般休息一下就能缓解；如果选择的是普通肠镜，在做肠镜过程中会感觉肚子有点胀，因为肠道是弯曲的，肠镜在拐弯的时候会有点儿痛觉，这些都是正常的情况，只要配合医生都能顺利完成检查。

9. 什么是无痛胃肠镜？

答：无痛胃肠镜比普通胃肠镜多了麻醉这一步，在胃肠镜检查开始前麻醉医师会给患者使用麻药，在麻醉作用下，患者能舒适地完成检查。

10. 无痛胃肠镜和普通胃肠镜有什么不同，该如何选择？

答：两者最主要的区别在于是否用了麻醉药物。普通胃肠镜是患者在完全清醒的状态下完成的，无痛胃肠镜是在麻醉状态下进行检查的。普通胃肠镜其实没有传说中那么痛苦，一般人群都能接受，对于那些怕痛的人来说，为了避免过程中因紧张无法配合的情况，更建议选择无痛胃肠镜。但无痛胃肠镜费用相对于普通胃肠镜要高，而且有一定的禁忌证（比如年龄较大、患有心脑血管疾病、药物过敏等）和麻醉风险。

11. 无痛胃镜可以和肠镜一起做吗?

答：可以。在一次麻醉下，做完胃镜后接着做肠镜，对于有消化道症状的患者，胃肠镜一起做是一个不错的选择，既省钱，又可以减轻重复检查带来的痛苦。

12. 做胃肠镜前需要做哪些准备?

答：做肠镜前最主要的是肠道准备，就是要喝泻药。肠道准备的好坏是影响肠镜检查成功与否的关键因素。如果做肠镜时肠道还有很多粪渣、粪块，不仅延长医生操作的时间，还有可能导致医生遗漏病变。另外，做胃肠镜前都要禁饮禁食，还需要完善血常规、凝血、心电图等相关检查，无痛胃肠镜还要有家属陪同。

13. 胃肠镜检查前要做什么检查?

答：胃肠镜检查前一般要做心电图、抽血（项目包括血常规、凝血、输血 4 项）。40 岁以上的门诊病人必须查心电图，但对于抽血没有硬性规定。

14. 做胃肠镜前为什么还要做心电图、抽血等检查?

答：抽血的项目主要是血常规、凝血、输血 4 项。查血常规可以了解有没有贫血，血小板、白细胞是否异常，查凝血可以了解凝血功能，这个可以帮助医师判断病情，如果凝血功能异常，一旦取活检或者切息肉，会引起出血不止。查输血 4 项可了解乙肝、丙肝、梅毒、艾滋病的情况，此类患者用过的胃肠镜需要更加严格地消毒，这是对其他患者和医护人员的保护。另外心电图对于 40 岁以上的患者是必查项目，可以在检查前了解心脏功能，从而更好地评估在胃肠镜检查中是否会因刺激导致心脏病发作，是对患者的负责。

15. 做胃镜有没有什么并发症?

答：做胃镜检查是相对安全的，但也有发生并发症的可能。可能的并发症有下颌关节脱臼、喉头痉挛、咽喉损伤、黑便、腹痛、腹胀、胃食管黏膜出血、药物过敏等，严重的并发症有严重出血、胃穿孔、心肺血管意外等。

16. 做肠镜有没有什么并发症?

答：一般情况下，肠镜检查是安全的，但有发生并发症的可能，如肠胀气、肠出血、肠穿孔、肠撕裂及心脑血管意外等。

17. 小孩能做胃肠镜检查吗?

答：可以的。操作医生需根据小孩的体格、疾病的具体情况和诊疗的具体操作方式选用相应的内镜规格和治疗器械等。

18. 小孩做胃肠镜有什么需要注意的吗?

答：①检查前应对小孩做心理安抚，减少焦虑与紧张；②做胃肠镜过程中需专人陪同给予安抚，并密切注意小孩的变化；③胃镜检查前需禁食母乳 4 小时，禁食配方奶 6 小时，禁食固体食物 8 小时，无痛胃镜需至少禁食 4 ~ 6 小时；④结肠镜检查前 1 天开始半流质或流质饮食，肠道准备选择聚乙二醇电解质制剂、乳果糖或者番泻叶；对于 2 岁以内的婴幼儿，肠镜检查前 1 天流质饮食，用生理盐水溶液进行肠道准备，必要时口服肠道清洁剂。

19. 孕妇能不能做胃镜?

答：可以的。孕妇做胃镜的适应证有：①严重和顽固的恶心、呕吐并伴有临床意义的上腹疼痛，而不仅是烧心感；②上消化道出血；③有胃、十二指肠梗阻征象等。

20. 患有高血压能做胃肠镜检查吗?

答：可以的。在胃肠镜检查前完善各项评估，按照医生的要求服药，在做的过程中监测血压，都能顺利完成。

21. 患有糖尿病能做胃肠镜检查吗?

答：可以的，在检查时为了预防低血糖，可自备水果硬糖。

22. 如果患有高血压，做肠镜前需要吃降压药吗?

答：需要。可在检查前 2 小时用一口水将药送服，维持血压平稳对肠镜检查的安全性很重要。

23. 如果患有糖尿病，做肠镜前需要吃降糖药吗?

答：对于糖尿病患者，检查当天应酌情停用降糖药或胰岛素。为避免低血糖的发生，建议自备几块水果硬糖，必要时含服。

24. 做肠镜前阿司匹林、波立维需要停药吗?

答：对于出血风险低的检查，如常规胃肠镜检查、超声胃镜、胶囊内镜等，可在不停药的情况下操作；对于出血风险较高的操作，如内镜下活检、息肉切除术、EMR 术、ESD 术等，为了预防出血，推荐检查前停药 5 ~ 7 天，具体情况由临床医生具体分析。

25. 做胃镜大概要多长时间?

答：一般普通胃镜检查可在 15 分钟内完成，无痛胃镜需要加上麻醉前准备和清醒的时间，若需要进行胃镜下息肉摘除、活检等操作时，需要更长的时间。

26. 做肠镜大概要多长时间?

答：一般情况下，普通肠镜在30分钟内可完成，但对于那些有腹部手术史或者年龄较大的患者来说，需要更长的时间；因无痛肠镜需要麻醉，从准备开始到苏醒比普通肠镜需要更长的时间；若需要进行内镜下息肉切除等操作，会需要更长的时间。

27. 做胃肠镜采取什么体位?

答：做胃肠镜一般采取左侧卧位，双腿屈膝尽量靠近肚子，保持自然放松的状态。

28. 做胃镜前为什么要先含盐酸达克罗宁胶浆?

答：盐酸达克罗宁胶浆是局部麻醉药，在胃镜检查前含药可起到喉咙麻醉和润滑的作用，同时有利于祛除腔道内泡沫，使视野清晰。

29. 做胃镜为什么要含口垫?

答：做胃镜时镜子需要经过嘴巴，放置口垫是为了防止做胃镜的过程中出现咬坏镜子的情况。

30. 做肠镜的过程中有人按压肚子，作用是什么?

答：因为肠子是弯曲的，在肚子上按压可以改变肠子的角度，使镜子更容易通过肠子，完成检查，减少患者的不适。

31. 为什么做肠镜的过程中要转换体位?

答：每个人的肠道都是弯的，肠子里有几个位置有明显的转折，转换体位可以使肠子的角度发生变化，还可以结合按压肚子，起到1+1>2的效果。

32. 什么情况下需要取活检?

答：炎症、血管网不清或中断、黏膜颜色改变、溃疡、息肉、肿物等需要取活检明确病变性质。

33. 胃肠镜下发现息肉要怎么处理？

答：对于直径较小、数量较少的息肉，可直接在胃肠镜下切除；对于直径较大、数量较多的息肉，需要住院完善相关检查后再预约切除，具体由内镜医生根据实际情况决定。

34. 息肉可以通过吃药消除吗？

答：一般情况下，息肉需要通过切除才能根治，药物治疗效果不理想，但对于那些炎性息肉，在结肠炎症缓解的情况下息肉也能有所缓解。

35. 内镜下切除息肉的方式有哪些？

答：方式有：钳除、氩气灼除、电凝电切、内镜下黏膜切除术、内镜黏膜下剥离术等。

36. 内镜金属止血夹会自动脱落吗，大概多长时间？

答：大息肉切除后会使用金属夹封闭创面止血，等创面愈合后，金属夹会自动脱落，一般在 3 个月至半年不等。

37. 息肉切除后还会复发吗？

答：有可能，所以要定期复查胃肠镜。

38. 息肉切除后大便带血是怎么回事？

答：切除息肉后会有创面，在黏液、食物的刺激下会有少许渗血，所以息肉切除后大便会带有少许暗红色血液，是正常现象，不需过于担心，如果出现解大量鲜红色血便并伴随腹痛，应立即告知医生。

39. 胃肠镜下切除息肉的并发症有哪些？

答：胃肠镜下切除息肉后可能会有肠出血、肠胀气等并发症，严重者可能穿孔。一般情况下这些并发症发生率较低，即使发生也能经过再次处理补救，不必过于担心。

40. 怎么才能知道息肉有没有癌变？

答：一般情况下，发现息肉时，医生会取一小块送去进行病理检查，可根据病理结果了解是否癌变。

41. 内镜下切除息肉后要注意什么？

答：数量较少、直径较小的息肉切除后，当天建议流质饮食，第二天就可以正常饮食了；数量较多、直径较大的息肉切除后，需留院观察 2 ～ 3 天，禁食、补液，便于医生随时观察病情的变化，一旦发现腹痛、便血等不适，立即告知医生。

42. 内镜下切除息肉后需要复查吗，为什么？

答：需要。对于一些广基、较大的息肉，存在残留的可能；对于一些具有癌变潜质的息肉，存在复发的可能；对于肠道准备不佳或肠子过弯的情况，检查存在遗漏的可能。

43. 内镜下切除息肉后多长时间需要复查？

答：对于增生性息肉，可 2 年复查 1 次；对于管状腺瘤、绒毛管状腺瘤需半年至 1 年复查 1 次，具体由内镜医生根据实际情况决定。

44. 大概多长时间能取报告？

答：胃肠镜报告一般检查完当天就可以取，如果取了病理标本，一般需要 7 个工作日才能取到病理报告，以医院的规定为准。

45. 做完无痛胃肠镜后需要注意什么？

答：因麻醉药物的影响，建议无痛胃肠镜检查后不要开车或做剧烈运动，以免发生意外；检查结束两个小时后方可进食，以免麻药作用未消退，引起呛咳；检查当天进食流质或半流质，如无不适，第二天可正常饮食。若在胃肠镜下切了息肉，具体注意事项遵医生医嘱。

46. 做完胃肠镜后为什么感觉肚子胀胀的？

答：因为在做胃肠镜的过程中，医生要往胃内或者肠内打足够的气才能看清楚黏膜皱襞，在退镜子过程中医师会吸气，但仍会有少量气体留在胃肠道内，所以做完后会感觉肚子胀胀的，放屁或打嗝儿后可缓解。

47. 做完无痛胃肠镜后感觉头晕恶心是怎么回事？

答：无痛胃肠镜做完后麻药未完全代谢之前，患者会感觉头晕恶心，一般卧床休息可以缓解。

48. 做完胃镜后为什么感觉喉咙痛？

答：做胃镜需要经过喉咙，做完胃镜感觉喉咙痛可能跟操作过程中患者不配合或内镜医生操作失当导致咽喉损伤有关。

49. 做完无痛胃镜后为什么感觉喉咙麻？

答：无痛胃镜过后感觉喉咙麻是因为麻药没完全代谢掉，此时不要用力咳，以免损伤咽喉。

50. 除了胃镜，还有没有其他方法可以了解上消化道内有无病变？

答：胃镜是了解上消化道病变最直观最有效的方法，既可以诊断又可以治疗。除了胃镜以外，还可以通过上消化道钡餐了解食管、胃的情况，但在消化道出血时一般不做。

51. 除了肠镜，还有没有其他方法可以了解肠道内有无病变？

答：肠镜是了解肠道内有无病变的最直接的方法。除了肠镜以外，还可以通过大便潜血试验、腹部 CT、钡剂灌肠等了解肠道的情况。

52. 结肠镜和小肠镜有什么区别？

答：肠镜根据检查部位不同分为结肠镜和小肠镜，通常我们所说的肠镜是指结肠镜，结肠镜观察的范围是大肠，即直肠到回肠末端的病变；小肠镜观察的范围是小肠。

53. 胃镜和胶囊内镜有什么区别？

答：胶囊内镜，顾名思义，长得像胶囊一样，体积小，温水送服，可以减少做胃镜时的恶心和痛苦。它经过整个消化道后排出体外，可以拍摄整个消化道的情况，具有检查方便、创伤小、无痛苦、无交叉感染的优点，是诊断小肠病变的首选，但比胃镜价格贵，还存在嵌顿在消化道内，不能排出体外的风险。

54. 胃镜和超声内镜有什么区别？

答：胃镜主要是用来发现食管、胃、十二指肠黏膜的病变，也可发现黏膜下的病变，胃镜发现病变后需要做超声胃镜进一步了解黏膜下病变的层次，另外超声内镜还可以发现消化道周边脏器的病变。

55. 什么是息肉？

答：息肉是指生长在人体上皮组织表面或黏膜的赘生物，有增生性、炎症性、腺瘤性之分，根据生长的部位命名，生长在鼻腔内的叫鼻息肉，生长在胆囊内的叫胆囊息肉，生长在胃内的叫胃息肉。

56. 什么是大肠息肉？

答：大肠息肉就是局部黏膜增生肥厚形成的黏膜隆起性病变，即赘生物。（见 184 页图 4–1）

57. 什么是多发性息肉？

答：多发性息肉一般发生在消化道，数量在两个及以上就可以称为多发性息肉，最严重的情况是长满整个消化道。多发性息肉具有一定的遗传性，有一定的癌变风险，需通过内镜或者手术切除。

58. 肠息肉有哪些分类?

答：常见的肠息肉有炎症性息肉、增生性息肉、幼年性息肉和腺瘤性息肉。亦见于家族性息肉病和 Peutz–Jegher 综合征。

59. 幼年性息肉有什么特点?

答：这种息肉主要发生在儿童，多数在 10 岁以下，成人少见，主要发生的部位在直肠和乙状结肠远端，一般为单发，直径多数不超过 1 厘米；主要临床表现为排便带血或便后滴鲜血；一般不会癌变。

60. 腺瘤性息肉有哪些类型?

答：可分为三种类型，即管状腺瘤、绒毛状腺瘤和绒毛管状混合腺瘤。其中以管状腺瘤最为常见。

61. 什么是家族性结肠息肉病?

答：这是遗传性大肠息肉病中最常见的一种，为常染色体显性遗传，男女患病概率相同，平均在 15 岁出现息肉，且息肉有癌变可能。患家族性结肠息肉的人，诊断出大肠癌的平均年龄为 39 岁，比一般人群大肠癌发病时间提前 15 ~ 20 岁。主要症状有便血、黏液便、腹痛腹泻，甚至贫血及体重下降。

62. 什么是 Peutz–Jegher 综合征?

答：Peutz–Jegher 综合征又称为黑色素斑 – 胃肠多发息肉综合征，是一种常染色体显性遗传病，是以口唇、口唇周围或指趾间黑色素斑及胃肠道多发息肉为特征的一组症候群。

63．什么类型的息肉会癌变？

答：一般情况下，炎症性、增生性、幼年性息肉不具癌变风险，但腺瘤性息肉有一定的癌变潜质，需要切除。

64．腺瘤性息肉一定癌变吗？

答：腺瘤性息肉的癌变率中，绒毛状腺瘤＞绒毛管状混合腺瘤＞管状腺瘤，虽然有易癌变的风险，但一般来说癌变的发生发展需要 5 ～ 10 年的时间，发现及时切除并定期复查，一般不会癌变。

65．人为什么会长肠息肉？

答：目前大肠息肉发生的原因不是很明确，一般认为跟年龄、饮食、环境、遗传因素等相关。

66．肠息肉会有什么症状吗？

答：多数大肠息肉症状不明显，一般是肠镜检查时才发现，部分患者可有腹胀、腹痛、腹泻、黑便、便血、腹部不适等消化道症状。

67．大肠息肉有什么预防方法吗？

答：预防方法包括：养成良好的生活习惯，戒烟戒酒，早睡少熬夜；避免咖啡、浓茶等刺激性食物，多吃新鲜蔬菜水果，少吃生冷油腻辛辣、红肉、脂肪含量高的食物；注意劳逸结合，适量运动，如跑步、瑜伽等；保持良好的排便习惯；定期复查胃肠镜，发现息肉及时处理。

68．息肉会遗传吗？

答：息肉有一定的遗传因素，如家族性息肉病、黑斑息肉病等，所以建议这一类人群定期复查肠镜。

69．肠息肉要怎么治疗？

答：手术切除是治疗大肠息肉的有效方法，对于肠炎或黑变病导致息肉增生的情况，应积极处理原发病。

70. 什么是炎症性肠病？

答：炎症性肠病是一类由多种病因引起的、异常免疫介导的肠道慢性及复发性炎症，有复发倾向，主要包括溃疡性结肠炎和克罗恩病。

71. 什么是溃疡性结肠炎？

答：溃疡性结肠炎（ulcerative colitis，UC）是一种结肠和直肠慢性非特异性炎症性疾病，病因不明确，病变主要位于大肠黏膜与黏膜下层，范围多自直肠开始逐渐向上发展，病变呈连续性弥漫型分布。（见 185 页图 4–2）

72. 溃疡性结肠炎有哪些临床表现？

答：溃疡性结肠炎的主要症状有反复发作的腹泻、黏液脓血便、腹痛及里急后重感，还可能会出现发热、关节炎、口腔复发性溃疡等肠外表现。

73. 儿童溃疡性结肠炎有何特点？

答：与成人相比，儿童溃疡性结肠炎患者临床症状明显，起病急，病变广泛，病情以中、重型为主，以便血、腹泻、发热、腹痛为主要症状，伴有营养不良，生长发育迟缓，肠外表现少见。

74. 老年溃疡性结肠炎有何特点？

答：老年患者与成年患者临床症状类似，但表现不典型，疼痛反应较迟钝，容易误诊，全身症状主要为体重下降、低热、无明显关节痛等肠外表现，病变部位较局限，主要以直肠、乙状结肠为主。

75. 溃疡性结肠炎有哪些并发症？

答：溃疡性结肠炎的主要并发症有中毒性巨结肠、消化道大出血、肠穿孔、肠梗阻、癌变等。

76. 溃疡性结肠炎有哪些病因?

答: 溃疡性结肠炎的病因尚不明确，主要是由环境、遗传、感染、肠道菌群失调和免疫多因素相互作用所致。

77. 精神心理因素对炎症性肠病有无影响?

答: 应激状态、焦虑、抑郁、紧张等精神心理因素可使机体释放炎症因子，从而引起肠道黏膜的炎症反应；同时炎症性肠病患者由于长期受疾病的影响，容易出现紧张、焦虑、抑郁等情绪，两者相互影响。

78. 溃疡性结肠炎常见于何种人群?

答: 溃疡性结肠炎常见于青壮年，一般以 20 ~ 49 岁多见，也可以见于儿童或老年，男女性别差异不明显。

79. 溃疡性结肠炎有哪些临床类型?

答: 溃疡性结肠炎分为初发型和慢性复发型。初发型指既往无病史而首次发作；慢性复发型指临床缓解期再次出现症状。

80. 溃疡性结肠炎的严重程度如何区分？

答: 主要根据临床表现和实验室检查来判断（见表 5–1）：

表 5–1　溃疡性结肠炎严重程度

	轻度	中度	重度
排便次数	少于 4 次	4~6 次	大于等于 6 次
腹痛	偶尔	两者之间	持续或剧烈
便血	量少或无出血	量中	量大，鲜红色
体温	正常	两者之间	高于 39℃
脉率	每分钟小于 90 次	90~100 次 / 分	超过 100 次 / 分
血红蛋白	大于 80g/L	70~80g/L	小于 70g/L
体重	减轻小于 3kg	减轻 3~5kg	减轻大于 5kg

81. 溃疡性结肠炎应如何控制?

答: 急性期时应药物治疗控制病情进展;维持期应注意防止复发,维持药物治疗的同时,保持心情愉悦,劳逸结合,作息规律,控制饮食,避免辛辣刺激性食物;对于出现大出血、肠穿孔、癌变等并发症或内科治疗无效,严重影响生命质量的患者可考虑外科手术。

82. 溃疡性结肠炎预后如何?

答: 溃疡性结肠炎具有病程长、易复发的特点,除轻度初发、很少复发且复发时为轻度,易于控制者外,在临床治疗缓解后都需要维持治疗几年,一般来讲病情缓解后预后较好。但对于重度溃疡性结肠炎,内科治疗疗效不佳,存在并发症,年龄大的患者预后欠佳,必要时需手术治疗。

83. 炎症性肠病出现癌变的临床表现有哪些?

答: 当出现排便习惯改变、便血、腹泻与便秘相交替、体重下降、局部腹部包块、贫血时,应注意癌变的可能,临床上难以鉴别时应做肠镜检查,取病理明确诊断,并定期复查肠镜。

84. 哪些因素与炎症性肠病癌变有关?

答: ①病程越长,病变范围越大,发生癌变风险越高;②发病年龄越小,癌变风险越高;③合并原发性硬化性胆管炎会增加癌变风险;④有结直肠癌家族史的,癌变风险增加。

85. 溃疡性结肠炎患者怎么随访?

答: 溃疡性结肠炎患者需定期复查肠镜,对于治疗期患者需根据医生建议 3 个月至 1 年左右复查肠镜以调整治疗方案,另外溃疡性结肠炎有癌变可能,即使临床完全缓解的患者也不该掉以轻心，2018 年炎症性肠病共识中对于癌变监测的意见为：起病 8 ~ 10 年的所有溃疡性结肠炎患者均应行 1 次结肠镜检查，以确诊当前病变范围。广泛结肠 E3（脾曲以近乃至全结肠），此后隔年复查肠镜，达 20 年后每年复查；左半结肠 E2（脾曲以远），起病 15 年开始隔年复查；直肠 E1，无须肠镜监测。合并原发性硬化性胆管炎者，从确诊开始每年复查。

86. 什么是克罗恩病？

答：克罗恩病（Crohn disease，CD）是一种胃肠道的慢性、反复发作性、非特异性的肉芽肿性炎症性肠病。（见 185 页图 4–3）

87. 克罗恩病与溃疡性结肠炎有哪些相同点与不同点？

答：相同点是克罗恩病与溃疡性结肠炎均属于炎症性肠病的一种，病因复杂多样，均具有慢性反复发作的特点。不同点有：①症状不同。溃疡性结肠炎多见脓血便，克罗恩病有腹泻，但脓血便少见，还可见腹痛、体重减轻。②病变分布不同。溃疡性结肠炎病变呈连续性，克罗恩病呈节段性。③直肠受累与否。溃疡性结肠炎绝大多数有直肠受累，克罗恩病少见直肠受累等。

88. 克罗恩病有哪些病因？

答：和溃疡性结肠炎一样，克罗恩病的病因也不明确，主要与遗传、感染、环境、免疫、肠道菌群等有关。

89. 克罗恩病的肠镜下表现有何特点？

答：病变好发于回肠末端及邻近结肠处，呈节段性、跳跃性分布，部分可见纵行溃疡、鹅卵石样改变等特征性改变。

90. 克罗恩病好发于哪些人群？

答：克罗恩病最常见于青年，我国发病高峰年龄为

18 ~ 35 岁，男性略多于女性，男女比例约为 1.5∶1。

91. 克罗恩病还需做哪些检查?

答：克罗恩病可累及全消化道，所以即使肠镜检查和病理基本明确诊断克罗恩病，也建议完善胃镜检查，必要时行小肠胶囊内镜或小肠镜检查以明确小肠和上消化道累及情况。

92. 克罗恩病有哪些临床表现?

答：以反复发作的右下腹或脐周围疼痛、腹泻、体重下降、腹部包块、瘘管形成为特点，部分伴有多关节炎、虹膜炎、皮肤病变、肝胆及全身营养不良等肠外表现。

93. 儿童克罗恩病患者的临床表现有哪些?

答：除了腹痛、腹泻、腹部包块等，还可能会出现消瘦、营养不良、发育迟缓、贫血、低蛋白血症、低钙血症等。

94. 老年克罗恩病患者的临床表现有哪些?

答：老年患者克罗恩病主要累及大肠，其中以直肠、乙状结肠为主，有时可全结肠受累，出现严重的腹泻，从而导致营养不良、消瘦和贫血等，肛周疾病较多见。

95. 克罗恩病有哪些并发症?

答：常见的并发症有 ganglou/fuqiang 脓肿、肠腔狭窄和肠梗阻，肛周病变（如肛周脓肿、肛周瘘管、皮赘、肛裂等），较少见的并发症有消化道大出血，肠穿孔，病程较长者可发生癌变。

96. 克罗恩病如何治疗?

答：克罗恩病应强调早诊断，早治疗，主张以内科保守治疗为主，在活动期以控制炎症反应为主，缓解期维持药物治疗，另外调整心态，戒烟戒酒，高营养饮食等也是非常重要的。部分患者可能因并发症需要手术治疗，但术后仍有复发可能，一般选择以全身治疗为主。

97. 治疗克罗恩病的药物主要有哪些?

答：克罗恩病治疗的药物与溃疡性结肠炎治疗的药物相似，主要为氨基水杨酸制剂、激素、免疫抑制剂、生物制剂等，但氨基水杨酸治疗克罗恩病的疗效较治疗溃疡性结肠炎逊色，糖皮质激素、免疫抑制剂、生物制剂在克罗恩病中应用较多，对于营养不良的克罗恩病患者还需补充维生素等营养支持治疗。

98. 克罗恩病预后如何?

答：本病可经治疗后好转，也可自行缓解，但多数患者会反复发作，如出现并发症并行手术治疗者，往往预后较差。

99. 除了肠镜以外，还可以进行哪些检查来了解是否患有炎症性肠病?

答：结肠镜是明确炎症性肠病的首选检查，对于肠镜检查阴性但仍疑诊炎症性肠病的患者和由于肠腔狭窄等原因无法行肠镜检查者也可行胶囊内镜、小肠镜、CTE、MRE、钡剂灌肠及小肠钡剂造影等检查明确病变情况。

100. 什么样的饮食习惯易诱发炎症性肠病?

答：高糖、高脂肪、高蛋白等饮食易诱发炎症性肠病，比如肉类（特别是红肉和加工后的肉类）、牛奶制品、豆制品、鱼、蛋类等高蛋白食物；动物脂肪、胆固醇等高脂肪食物；可乐、巧克力等高糖食物等。

101. 炎症性肠病患者平时的饮食建议是什么?

答：炎症性肠病患者的饮食建议是以清淡、细软、易消化、无渣或少渣、低蛋白、低糖、低脂肪、高热量、高维生素、营养丰富的食物为主，忌酒、碳酸饮料、咖啡、浓茶、巧克力、甜点和辣椒、洋葱等辛辣刺激食物，尽量不食用生冷食物及添加防腐剂的加工食品。

102. 炎症性肠病患者合适的怀孕时期是什么时候？

答：对于炎症性肠病患者，应选择合适的怀孕时机，建议选择缓解期备孕。研究表明，在缓解期或轻度活动期受孕，大多数患者在妊娠期没有复发及出现并发症。

103. 为什么肛周病变需要做结肠镜检查？

答：肛周病变是克罗恩病的常见并发症，包括肛瘘、肛周脓肿、肛裂等，当出现肛周疾病时，应警惕克罗恩病，所以需要做肠镜排查。

104. 重度炎症性肠病活动期适合做肠镜检查吗？

答：重度炎症性肠病患者肠壁存在广泛、严重的炎症，肠镜属于一种侵入性检查，若操作不当，极易导致肠穿孔、出血等并发症，一般不建议做肠镜检查，如果必须要做肠镜，须全面评估患者病情，由有经验的内镜医生完成操作。

105. 炎症性肠病患者什么时候需要住院治疗？

答：轻度、中度炎症性肠病可门诊随访治疗，在病情恶化或门诊治疗效果不显著时可以收住院。

106. 炎症性肠病什么时候选择局部治疗？什么时候选择全身治疗？

答：部分局限在直肠、乙状结肠的溃疡性结肠炎患者，可以采取局部灌肠或者栓剂治疗，对于广泛结肠型溃疡性结肠炎患者需口服美沙拉嗪或者使用激素进行全身治疗。克罗恩病较复杂，局部治疗效果差，一般选择全身治疗。

107. 克罗恩病合并肛周脓肿该如何治疗？

答：一旦发现肛周脓肿，应及时做手术切开引流。

108. 克罗恩病合并肛瘘该如何治疗?

答：对于没有症状的患者，一般以药物治疗替代手术治疗；对症状严重的复杂性肛瘘，应积极手术治疗；对处于炎症活动期的患者，应先以药物来控制急性炎症，再行手术治疗。

第五章 常见麻醉相关问题

1. 麻醉科是医技科室吗?

答: 麻醉科不是医技科室，而是临床一级科室，工作范畴包括临床麻醉、急救复苏、重症监护治疗和疼痛诊疗四大部分，既是医院重要的平台支撑，也是衡量医院发展水平的重要标志。

2. 麻醉有风险吗?

答: 麻醉状态不是一种正常的生理状态。麻醉在消除疼痛的同时，不可避免地会对患者的生理状况产生扰乱，再叠加手术创伤和患者病情的因素，使患者在围手术期存在一系列风险：如呼吸循环抑制，反流误吸，局麻药中毒，失血性休克，神经血管损伤，恶心呕吐，并存疾病加重等。所以，只有小手术，没有小麻醉，麻醉有风险。

3. 麻醉风险可控吗?

答: 绝大多数麻醉风险是可控的。麻醉医生不仅要消除患者的疼痛，更要对患者生命状况进行严密监测，随时掌握患者生理状态，并进行生命支持和调控。麻醉并不是“打一针、睡一觉”那么简单，而是对患者的生命进行保驾护航。

4. 肛肠科手术常用的麻醉方式有哪些?

答:（1）骶管阻滞。优点：简单易行，费用低廉，对正常生理状态扰乱较小，有利于患者术后快速康复。缺点：阻滞效果难以完善，常有轻微的不适感，需要患者配合；局麻药用量较大，易发生局麻药中毒。

（2）蛛网膜下腔阻滞（腰麻）。优点：阻滞效果完善，患者满意度高。缺点：手术后麻醉消退较慢，麻醉消退后疼痛较明显。

（3）全身麻醉。优点：完全无痛，特别适用于大手术。缺点：费用高，对医院的硬件设施和医护配备要求较高。

5. 麻醉能做到完全无痛吗?

答： 全身麻醉可以做到完全无痛。局部麻醉有时会有轻微的不适感，需要患者配合，如果患者非常紧张，无法配合，也可改用全身麻醉。不同的麻醉方法各有利弊，要综合考虑安全、舒适、经济等因素，制订合适的麻醉方案。

6. 麻醉前为何要禁食禁饮?

答： 全身麻醉可使机体的保护性反射（如呛咳反射和吞咽反射）减弱或消失，还可使食管扩约肌松弛，从而使胃内容物极易反流至口咽部，一旦反流物被误吸入呼吸道内，可引起呼吸道梗阻和吸入性肺炎，导致患者通气与换气功能障碍。这种情况治疗困难，死亡率极高。所以，择期手术前一定要严格禁食禁饮，使胃排空；急诊手术前对于饱胃患者一定要先上胃管，进行胃肠减压。

7. 麻醉前需要禁食禁饮多长时间?

清水	≥ 2h
母乳	≥ 4h
配方奶或牛奶	≥ 6h
淀粉类固体食物	≥ 6h
脂肪及肉类固体食物	≥ 8h

8. 手术后疼痛会对机体产生哪些影响?

答: 手术后疼痛是机体接受手术（组织损伤）后的一种反应，包括生理、心理和行为上的一系列反应。术后疼痛虽有警示、制动、有利于创伤愈合的“好”作用，但不利影响更值得关注。

（1）对缺血脏器有不良影响。

（2）可增加冠心病患者心肌缺血、心肌梗死发生率。

（3）可导致肺不张和其他肺部并发症。

（4）可导致胃肠蠕动减少和胃肠功能恢复延迟。

（5）可引起尿潴留。

（6）可发生肌肉痉挛，促发深静脉血栓甚至肺栓塞。

（7）可引发术后高凝状态及免疫炎性反应；抑制体液和细胞免疫。

（8）可导致焦虑、恐惧等不良心理状态；也可造成家属恐慌。

（9）可导致睡眠障碍。

（10）术后疼痛控制不佳是发展为慢性疼痛的危险因素。

（11）术后长期疼痛（持续 1 年以上）是心理、精神改变的风险因素。

9. 手术后镇痛能做到完全无痛吗?

答: 手术后镇痛要在保证安全的前提下，在最佳的镇痛效果与最小的不良反应之间找到一个平衡点，所以不一定要做到完全无痛。但从实践效果来看，多数患者对手术后镇痛的效果是非常满意的。

10. 小儿麻醉风险大吗?

答: 小儿麻醉风险显著高于成人。由于小儿多不能配合局部麻醉，所以一般都采用全身麻醉，常出现“小手术，大麻醉”的情况。小儿的气管很细，容易被分泌物堵塞，且不方便吸痰；尤其是呼吸道感染的患儿，气道敏感性增加，分泌物增加，喉痉挛、支气管痉挛、咳嗽、屏气的发生率增高，麻醉风险大大增加。另外，由于小儿独特的解剖特点和生理特点使小儿在输血输液管理和体温管理等方面都比成人明显困难。

尽管小儿麻醉存在显著的风险，但这些风险总体上是可控的。麻醉科医生术前会认真评估患儿的情况，与手术医师商讨麻醉方案和手术方案，指导患儿家长做好术前准备，确保患儿麻醉安全。

11. 小儿麻醉后会不会变傻?

答：到目前为止，尚无任何令人信服的证据证明小于 3 小时的小儿麻醉会影响婴幼儿的神经发育，而且小儿肛周疾病的手术不同于心胸外科等重大手术，多能在较短时间内完成，几乎不会出现长时间（大于 3 小时）的麻醉，故患儿家属不必担忧麻醉对患儿神经智力发育的影响。

12. 孕妇可以做肛肠科手术吗?

答：妊娠期间接受手术是个艰难的选择，主要是担忧发生早产、流产、胎儿停止发育和致畸。首先，要明确是否需要立即进行手术，或是可以等到妊娠结束后再进行手术。其次，麻醉科医生应充分告知麻醉对母体与胎儿的影响，采用对孕妇和胎儿影响较小的麻醉方式和药物。

目前没有证据显示当今常用的麻醉药，在任何孕龄，应用标准剂量会有致畸效应。也没有证据表明麻醉或镇静药物会对胎儿大脑发育产生影响。尽管如此，在胎儿器官生成发育的关键时期，在怀孕后的前3个月，仍应尽量避免麻醉和手术，尽可能将风险降到最低或消除。

美国妇产科医师学会（ACOG）和美国麻醉医师协会（ASA）共同认为：择期手术应当延迟到产后进行；应在产科和儿科设施满足生产条件的医疗机构施行手术；妊娠期间的非生产类手术需要产科会诊；除了ASA推荐的标准监测外，如果有可能，应当监测胎心和子宫张力。

麻醉方式的选择应该基于孕妇情况、手术计划及麻醉医师的经验，最好采用区域麻醉而非全身麻醉，以降低孕妇反流误吸的风险和胎儿麻醉药物暴露的风险。

故对于孕期是否可以进行肛肠手术应根据患者情况，由肛肠医生、产科医生、麻醉医生综合确定。

13. 围麻醉期哺乳对婴儿有影响吗？

答：这个问题要具体分析。

哺乳期妇女围麻醉期管理一定要考虑到麻醉药物对婴儿的影响，个体化评价利与弊。有些药物对于婴幼儿来说，口服生物利用率低，或半衰期短，或有较高的蛋白结合率，都会降低药物暴露。另外，要注意婴儿的哺乳时间，避开药物在母体中的浓度高峰，使用最小的有效治疗量。尽管绝大多数麻醉药物对哺乳影响都比较小，但早产儿或其他抵抗力低下的婴儿药物清除率降低，需要重视对这些孩子的母亲调整用药剂量，避免婴儿药物中毒。

对于足月或更大的婴儿的母亲，一旦恢复清醒、身体状况稳定后就可以继续哺乳。但对于新生儿来说可能存在潜在的问题，特别是那些早产儿或已经存在呼吸问题的婴儿；具有呼吸暂停，低血压或低肌张力风险的婴儿可能会在母体麻醉后短暂中断母乳喂养（6 ~ 12 小时）的情况下获益；对于长时间、大剂量应用可经乳汁分泌的药物且婴儿口服生物利用率高，对婴儿可产生不利影响时，可在应用药物前先行哺乳，并适时丢弃 24 小时内分泌的乳汁。

14. 无痛胃肠镜真的能做到一点儿也不痛吗？

答：消化内镜诊疗的麻醉俗称无痛胃肠镜，但这种说法并不确切，因为在临床实践中，只有一部分病例可以做到完全无痛；还有一部分病例只能使患者的疼痛大大减轻，但并不能完全消除疼痛，患者仍会有轻微的不适感；最后还有一部分患者存在麻醉禁忌，不能实施未建立人工气道的静脉麻醉。

15. 无痛胃肠镜的麻醉有风险吗？

答：消化内镜诊疗的麻醉方式多采用一种未建立人工气道的静脉全身麻醉，这种麻醉的优点是简单、快捷、便宜，缺点是风险较高。这种麻醉方式的主要风险是呼吸抑制、呼吸道梗阻和反流误吸。但麻醉医师会综合考虑患者因素、麻醉因素和手术因素，制订个性化的麻醉方案，这种风险一般不会发生。

16. 无痛胃肠镜的麻醉为何会有风险？

答：消化内镜诊疗的麻醉风险主要来自三个方面：

（1）麻醉因素：未建立人工气道的静脉全身麻醉，只适用于时间短、对机体刺激较弱的短小手术，同时也对内镜操作的熟练程度提出了很高要求：如果内镜操作不熟练，导致操作时间长、刺激强度大，势必要增加全麻药的用量，也更容易发生呼吸抑制和呼吸道梗阻；如果内镜操作不熟练，不能及时将食管和胃中的黏液吸干净，将导致置入胃镜后大量黏液反流至口咽部，从而造成误吸。

（2）患者因素：肥胖、鼾症的患者容易发生呼吸道梗阻；长期吸烟、过敏性鼻炎、呼吸道感染、气道高反应性的患者容易发生呼吸道痉挛；胃—食管反流、胃排空障碍、上消化道梗阻、禁饮时间较短的患者容易发生反流误吸。

（3）内镜操作因素：内镜医师操作要熟练、轻柔，确保将食管和胃中的黏液吸干净。

17. 无痛胃肠镜能否做到既安全又完全无痛?

答：采用建立人工气道（气管插管）的全身麻醉方式，可以做到既安全又完全无痛，但这种麻醉方式成本较高，对医院的硬件设施和医护配备要求较高。

一般情况下，无痛胃肠镜的检查多采用未建立人工气道的静脉全身麻醉，且需综合考虑麻醉因素、内镜操作因素和病人因素，在安全与无痛中间找到一个平衡点。若麻醉医师评估后认为条件允许，则可采用深度镇静方案，做到完全无痛。若麻醉医师认为条件有限制，则应采用清醒镇痛方案，病人便会有轻微的不适。

18. 酒量大的人麻醉风险也大吗?

答：长期大量饮酒的患者，麻醉药物代谢和药效会发生显著改变：（1）长期大量饮酒会促使肝脏相关代谢酶分泌增加、活性增强，加速麻醉药物的清除与排泄；（2）长期酗酒会损伤肝脏，导致球蛋白增加，球蛋白可与麻醉药物相结合而使其作用减弱；（3）慢性酒精中毒会导致中枢神经系统脱髓鞘及磷脂体含量增加等效应，从而减弱脂溶性麻醉药的药理作用；（4）在临床实践中，经常可以观察到长期大量饮酒的患者静脉输注丙泊酚后出现兴奋和躁动；（5）长期大量饮酒的患者常伴有神经系统、心脑血管系统、肝脏、肾脏等系统的损害。所以，长期大量饮酒的患者，麻醉药物作用减弱、代谢加快，有时需要加大麻醉药的用量，麻醉风险显著增加。

19. 肛肠手术需要戒烟吗？术前戒烟有哪些利弊？

答： 有必要戒烟。因为吸烟对肺功能有许多不良影响，也会增加患者手术发生伤口感染、肺炎以及心血管事件的可能性。吸烟患者在术后需要机器辅助呼吸的可能性更高。

术前戒烟的弊端在于戒烟早期，有些患者痰量增加，还有些患者出现新的气道反应性疾病或原有症状加重。戒烟虽能降低动脉栓塞危险，但深静脉血栓危险有所增加，还可能出现与尼古丁戒断相关的激动和焦虑症状。但术前戒烟的好处更明显，术前戒烟 12 小时即能降低体内尼古丁含量并可减少血红蛋白与一氧化碳的结合，改善组织氧合，提高手术安全性，改善术后肺功能。此外，术前戒烟 6 ~ 8 周以上，能改善肺部纤毛的功能，减少气道分泌物、减少伤口感染、减少术后肺部并发症。

故医生建议手术前至少戒烟 2 周。

20. 手术后患者不能排尿怎么办？

答： 骶管阻滞或腰麻可阻滞位于腰骶水平支配膀胱的交感神经和副交感神经，引起尿潴留。应用阿片类药物或患者不习惯卧位排尿也可引起尿潴留。

椎管内阻滞后应监测膀胱充盈情况。如果术后 6 ~ 8 小时患者不能排尿或超声检查排尿后残余尿量大于 400ml，则有尿潴留发生。初期可采用听流水声诱导，或热敷、针灸等物理疗法，若效果不佳，则需放置导尿管直至椎管内阻滞的作用消失。

21. 肛肠科手术后腰痛与麻醉有关吗?

答: 肛肠科手术后腰痛的危险因素包括:腰部疼痛史、体重指数(BMI)≥ $32kg/m^2$、体位(截石位、侧卧位)、椎管内阻滞穿刺、手术时间超过 2.5 小时。

因麻醉穿刺造成的腰痛发生率低,症状轻微,可自愈,不必过于担忧。

22. 哪些因素容易引起患者手术后恶心呕吐?

答:(1)患者因素:女性、非吸烟、有术后恶心呕吐史或晕动病史者发生率高。成人 50 岁以下患者发病率高,小儿 3 岁以下发病率较低,术前有焦虑或胃瘫者发生率高。

(2)麻醉因素:吸入麻醉药包括氧化亚氮、阿片类药物、硫喷妥钠、依托咪酯、氯胺酮、盐酸曲马多等会增加术后恶心呕吐发生率。容量充足可减少术后恶心呕吐发生率。区域阻滞麻醉较全麻发生率低,丙泊酚静脉全麻较吸入全麻发生率低。

(3)手术因素:手术时间越长,术后恶心呕吐发生率越高,尤其是持续 3 小时以上的手术。某些手术,如腹腔镜手术、胃肠道手术、胆囊切除术、神经外科手术、妇产科手术以及斜视矫形术等,术后恶心呕吐发生率较高。

女性、术后使用阿片类镇痛药、非吸烟、有术后恶心呕吐史或晕动病史,是成人术后恶心呕吐的四种主要危险因素。

第六章 常见护理相关问题

第一节　饮食篇

1. 什么是流食?

答: 此种膳食为液体或糊状无渣饮食，特点是便于消化、吞咽，宜少量多餐。膳食品种可选米汤、面汤、冲碎蛋花汤等。

2. 什么是半流食?

答: 半流食是指比较稀软，易消化，易咀嚼，含粗纤维少，无强烈刺激，呈半流质状态的食物，如稀粥、面片、挂面、藕粉、豆腐脑儿、蛋花汤、蒸蛋等食物，制作时可添加嫩菜叶、菜泥、肉末、肉泥等。

3. 什么是软食?

答: 软食即细软、好消化的食物，如软米饭、面条、面片、发糕包子、馄饨、蛋类（非油炸）及豆制品等。要求的是细、软，易消化、易咀嚼、无刺激性、含纤维素少。

4. 什么是普食?

答: 即普通饮食，适用于饮食不必受限制，消化功能正常，疾病处于恢复期的患者。此期患者可进一般饮食，每日三餐，多食新鲜果蔬，除特殊禁忌外，要少食辛辣硬固食物，少食油腻食物。

5. 为什么肛周疾病不让抽烟?

答: 吸烟会导致血液循环系统功能障碍。尼古丁作用于小动脉管壁的平滑肌，使小动脉收缩，血流减慢；吸入的一氧化碳会竞争性地与血红蛋白结合，从而使血液携氧能力下降，影响伤口组织的氧供给。

6. 为什么不建议吃辛辣刺激食物？

答：辣椒中的辣椒素在消化道中一般不会被消化吸收，而是通过肛门排出体外，辣椒素在肛门及直肠中会刺激肠黏膜及肛窦，影响肛周组织的生长，影响创面愈合。

第二节 排便篇

1. 正常粪便是什么样的？

答：正常排出的粪便是黄褐色，圆柱形，长 10 ~ 20 厘米，直径 2 ~ 4 厘米，重量 100 ~ 300g，软硬度如牙膏至香蕉样。

2. 如何从粪便形态看健康？（见 185 页图 6-1）

答：正常粪便：含有 70% ~ 80% 的水分，质地如同牙膏或香蕉。

腹泻：大便水分过多，比牙膏还软，严重者可为水样便。

便秘：水分过少，质地比香蕉硬，严重者呈块状。

坐厕排便者可看粪便在坐便池水中是否过于漂浮或下沉来判断。

此外，粪便较之前变细，或出现沟痕、裂隙也属异常现象。

3. 如何从粪便颜色看健康？

答：黄褐色：正常粪便颜色，可受进食食物影响出现差异。

黑色：提示消化道出血（除外还有可能与进食黑色食物、血豆腐等含血食物或服用部分药物等有关）。

绿色：提示消化不良（除外可能还有过食蔬菜或染色等原因）。

白色：提示胆道梗阻。

夹杂鲜血：可能是痔疮、肛裂、肠息肉或肿瘤等。

夹杂黏液脓血可能是肠道炎症、肿瘤等。

4. 什么姿势排便好?

答：从生理角度看，蹲着排便比坐着排便更好，因为蹲着排便时肌肉可以完全放松，肛门直肠角度更大，因此，有蹲便条件的朋友们尽量选择蹲位。

但蹲便对于老年及行动不便者不方便，而且出于卫生和美观，多数家庭都安装了坐便。

为了达到同样效果，我们可以在坐便时脚下踩个小板凳，身体前倾，模拟蹲便体位就可以了。（见 185 页图 6–2）

5. 大便都是臭的吗?

答：正常大便不应有明显恶臭，若有明显恶臭可能是由吃多了蛋白质或含碳水化合物丰富的食物引起，也可能为长期便秘致异常发酵，及肠道内炎症甚至肿瘤破溃。

6. 每天排便几次算正常?

答：排便次数具有个体化差异，成人一般每天 1 ～ 2 次，有的人 2 ～ 3 天排一次，新生儿每天 3 ～ 5 次，幼儿每天 2 ～ 3 次，若无其他异常都算正常范围。

第三节　日常护理篇

1. 肛周日常护理

答：勤换内裤，穿透气性好的内裤；便后和睡前要用温水清洗肛门，保持肛门清洁、干燥；避免用碱性肥皂；避免用过烫的水清洗肛门谨防烫伤。便后避免用硬纸壳、报纸等过硬或不卫生的物品擦拭肛门，防止损伤。

2. 平时清洗时需要用具有抗菌消炎功能的制剂吗？

答：日常清洗建议清水即可，常规使用具有抗菌消炎功能的制剂会造成肛周以及会阴部菌群失调，且抗菌消炎制剂的使用需要遵医嘱。

3. 如何养成良好的排便习惯？

答：见第二章第九节便秘，第46问。

4. 为什么要做提肛运动？

答：提肛运动可以改善肛门局部血液循环，促进伤口愈合，并锻炼肛门括约肌收缩功能，有助于恢复肛门控制排便的能力。

5. 提肛运动怎么做？

答：每日清晨起床前，晚上入睡前或每次大便后，吸气时收紧肛门3～5秒，呼气时放松肛门10秒，坐、卧、站立都可，任何时间、地点均可进行。最好是开始做15次，后逐渐增至30次，每天坚持上下午各一次。

6. 如何预防痔疮及肛裂？

答：（1）保持肛门及会阴部清洁，每日便后及睡前温水清洗。

（2）避免肛门局部刺激，便纸宜柔软，不穿紧身裤和粗糙内裤。

（3）养成定时排便习惯，便秘时可采用腹部按摩等方式缓解（具体见便秘篇第71问）。

（4）避免增加腹压，避免用力排便、咳嗽、久站、久蹲等。

（5）做提肛运动，锻炼肛门括约肌的功能。

（6）饮食上避免辛辣刺激性食物，合理、规律饮食。

第四节　坐浴篇

1. 什么是熏洗坐浴？

答：熏洗坐浴是用药物煎汤，趁热在患部熏蒸、淋洗和浸浴，依靠药物的药力和热力的双重作用，在治疗疾病的过程中起到消肿止痛、祛风祛湿、清热解毒、杀虫止痒的作用。

2. 为什么要熏洗坐浴？

答：熏洗坐浴是缓解肛肠疾病带来的痛苦或术后疼痛极为有效的方法，可缩短疗程，减轻患者痛苦。尤其适用于伤口疼痛、水肿、肛门瘙痒、肿胀、创面愈合延迟等。

3. 常用的熏洗液有哪些？

答：熏洗液常用温盐水、中药洗剂和高锰酸钾溶液。

4. 熏洗坐浴是如何做的？

答：水温控制在36℃ ~ 40℃，略微高于皮肤温度，用纱布蘸药液淋洗肛门部皮肤，待适应水温后，坐入浴盆中，伤口及患处浸入水平面以下，每日 2 ～ 3 次，每次持续 15 ～ 20 分钟。

5. 高锰酸钾坐浴溶液怎么配？

答：坐浴常用高锰酸钾溶液浓度为 1∶5000，即 0.1mg 的片剂放入 500 毫升温水中形成的淡紫色溶液。根据水量的多少增加投入片剂的数量。注意高锰酸钾为强氧化剂，勿用湿手直接拿取片剂，避免灼伤和染色。

第五节 肠镜检查篇

1. 做胃肠镜前饮食应该注意什么？

答：做胃肠镜检查前 1 天开始吃低纤维少渣饮食，如粥、粉、面等流质或半流质食物。不建议吃深颜色或富含纤维的食物及带籽带皮的水果、叶菜，如木耳、海带、冬菇、青菜、葡萄、火龙果、西红柿等，以及肉类；不建议喝深颜色的饮料（如咖啡、浓茶），勿进食产气食物（豆浆、牛奶）。

2. 肠镜前要禁饮禁食多长时间？

答：普通肠镜一般前一天晚上开始禁饮禁食，在规定时间内喝完泻药后一直到检查前都不能进食，无痛肠镜与普通肠镜类似，因考虑到麻醉风险，必须严格控制检查前 4 小时禁饮食。

3. 为什么要做肠道准备？

答：正常人肠道内有粪便，不进行肠道准备不仅会影响肠镜操作，还会影响医生观察，失去了做肠镜的意义。所以为了实现肠镜意义的最大化，肠道准备是必需的，也是最重要的。

4. 长期便秘者肠道准备有什么注意的吗?

答：对于长期便秘的患者，需要在肠镜检查前3天开始注意清淡饮食，可以在喝泻药的基础上加喝缓泻剂或者灌肠，以达到肠道准备的最佳效果。

5. 常用的泻药有哪些?有什么区别?

答：①聚乙二醇电解质散是肠道准备的首选，对于孕妇、小孩、老人、炎症性肠病患者也是相对安全的；②磷酸钠盐口服溶液禁用于先天性巨结肠，肠梗阻，腹水患者，充血性心脏病或肾功能衰竭患者；③硫酸镁对于肾功能异常以及炎症性肠病患者应避免使用；④复方匹可硫酸钠对于充血性心力衰竭、晚期肝硬化及慢性肾脏疾病患者应慎用；⑤中草药制剂如番泻叶联合其他泻下药可提高肠道准备满意度，且不良反应少。

6. 泻药难喝吗?泻药会不会有什么不良反应?

答：目前最常用的肠道泻药是复方聚乙二醇电解质散，是一种白色粉剂，冲服即可。现在的泻药口感均已得到很大的改良，绝大多数人都是可以接受的。它是通过提高局部渗透压引起腹泻，一般不会导致电解质失衡。最常见的不良反应是恶心、呕吐、腹胀等，荨麻疹较少见，如果引起明显不适，可适当减慢喝药速度，必要时告知医生。

7. 服用泻药过程中需要注意什么?

答：服用复方聚乙二醇电解质散时注意多喝水，要在2小时内分次喝完，以免一次性大量饮用导致腹胀呕吐，喝的过程中多走动，促进肠道蠕动。排便前会有腹胀腹痛的感觉，排便后会缓解；如腹痛腹胀明显，应立即停药并告知医生。对于在家肠道准备和年龄较大的患者，喝药过程中要有人陪同。

8. 肠道准备不充分对肠镜检查有影响吗？

答：肠道准备不充分不仅会延长医生操作的时间，还会影响镜下视野清晰度，有可能遗漏一些病变。

9. 肠道准备不充分，如果想当天做肠镜的话，有没有补救方法？

答：可以当天加服泻药或者灌肠，如果要做无痛肠镜，需要严格控制禁饮禁食时间，为了保证检查的质量，建议在肠道准备充分情况下再做肠镜。

10. 怎样才算合格的肠道准备？

答：最后排出清水样或淡黄色水样无渣物为最佳的肠道清洁效果。（见 186 页图 6–3）

第六节　肛周手术前后护理篇

1. 肛肠类手术前如何饮食？

答：肛肠类手术前，计划采用腰麻和骶尾部麻醉的人均要求术前禁食禁水 6 小时，避免术中胃部不适或呕吐。

2. 肛门手术前如何进行肠道准备？

答：术前一般用甘油灌肠剂或磷酸钠盐灌肠液灌肠 1 次，尽量排空粪便，便后清洗肛门。

3. 术前太饿了怎么办？

答：术前如果饥饿感明显，可以含服无色透明的水果糖或者冰糖，必要时可以输注液体补液。

4. 降糖药和降高血压药物还要正常吃吗？

答：若平时有服用降糖、降压、抗凝等药物，一定要在办理住院时的第一时间告知医生，医生评估后会给出建议。

5. 术中需要摆什么姿势？

答：术中体位结合手术部位进行调整，痔疮、肛裂、肛周脓肿等肛周手术多用截石位。

6. 术后多久可以开始吃东西？

答：常规骶尾部麻醉术后2小时、腰部麻醉术后6小时就可以进食少量的水和流质食物。

7. 第一顿能吃什么？

答：第一顿先喝少量的水，无呛咳后，可进食清淡、易消化的流质食物或半流质食物，不建议吃牛奶、甜食、豆浆等容易引起肠胀气的食物。

8. 多久可以恢复正常饮食？

答：首次排便后无特殊异常就可以逐渐恢复到半流食和软食，完成首次排便后即可正常饮食，忌辛辣刺激性食物，多吃新鲜蔬菜和水果。

9. 术后多久可以下床？

答：术后6小时内尽量卧床休息，6小时后可适当下床活动，如厕排尿、散步等，无不适后可逐渐延长活动时间。

10. 首次下床需注意什么？

答：首次起床时，应动作缓慢，遵循3个30秒：床上坐起静坐30秒——双腿下垂，床边静坐30秒——床边站立30秒，均无头晕、双腿无力现象后再走动。避免因起床太急头晕导致跌倒。

术后 7 ~ 10 天为痔核脱落期，也要尽量卧床休息，避免剧烈运动，不可牵拉结扎线，以免引起出血。

11. 第一次小便术后多久解出来是正常的？

答：多数在术后 6 ~ 8 小时内会完成首次排尿，排尿顺畅且无排不尽感均为正常。

12. 术后如果小便困难怎么办？

答：术后因为伤口疼痛、麻醉、或不习惯床上排尿等，部分人会出现小便困难，一旦出现自助排尿困难或者超过 8 小时未排尿，应立即告知医护人员评估膀胱是否充盈，可以通过热敷、听流水声等方式诱导排尿，必要时可导尿或留置导尿。

13. 肛周术后可以排便吗？

答：术后 24 小时内尽量避免排便，以免切口出现水肿、出血、疼痛。术后首先以流质、半流质饮食为主，待第一次排便后恢复正常进食，但要注意多吃润肠通便的食物，如香蕉、红薯、芹菜、菠菜、芝麻糊等。

14. 术后是否会出现排便困难？

答：因紧张及疼痛因素，术后多数会出现不同程度的排便困难。若仍有排便困难可通过服用通便药、清洁灌肠或穴位按摩、艾灸、耳穴贴压等方法缓解，避免久蹲和用力排便。

15. 术后伤口疼痛怎么缓解？

答：可通过耳穴压豆、腕踝针等中医方法缓解疼痛，坐浴和熏洗也能很好地缓解疼痛，必要时可使用止痛药。

16. 术后如何护理肛门？

答：保持大便通畅，勿用力排便，大便后要清洁肛周皮肤并予中药液熏洗。

中药液熏洗温度为 40℃～45℃，每日 2 次，每次 15～20min，熏洗后换药。

可用红外线局部照射 20min。

每日伤口消毒换药。

17. 术后伤口需要换药吗?

答：从术后第一天开始每日进行换药，通过换药医生观察了解伤口的变化，促进伤口肉芽组织和上皮组织的生长，缩短伤口愈合的时间，避免并发症的形成。

18. 换药前需要做什么准备?

答：换药一般在便后进行，先用温水清洁肛门，熏洗坐浴之后再换药。

19. 换药会特别疼吗?

答：换药时清理伤口会有不同程度的疼痛，痛感明显时可事先涂抹利多卡因乳膏等止痛。

20. 术后出院后需要注意什么?

答：保持大便通畅，避免用力排便。

合理搭配饮食。多饮水、多食蔬菜、水果以及富含纤维素的食物，少食辛辣刺激食物，忌烟酒。

避免久坐、久蹲。

适当活动，切勿剧烈活动，避免出血。

坚持做提肛运动，促进血液循环，一旦出现排便困难或便条变细的情况时，及时就诊。

21. 术后多久可以做提肛运动?

答：待痔核完全脱落后开始做提肛运动，一般在术后 7～10 天开始。

第七章 典型病案

病例一

病例汇报：李某，男，24岁，诊断为：（1）肾病综合征：局灶节段性肾小球硬化症（NOS型）；（2）混合痔；（3）贫血（失血性）。入院见颜面及双下肢浮肿，大量便血，查血红蛋白106g/L（标准值120～160g/L）、总蛋白29.8g/L（标准值60～80g/L）。曾辗转于多家三甲医院治疗，经多位国内肛肠界知名专家会诊后建议保守治疗，但疗效欠佳，患者便血未见改善，贫血及低蛋白血症继续加重，病情危急，遂求诊于梁靖华主任医师，经慎重考虑后行内痔结扎并消痔灵注射术。术后未见便血，低蛋白血症明显改善，平稳出院。

难点：（1）患者病情危重；（2）多名肛肠专家会诊认为不宜手术；（3）保守治疗效果不佳，随时危及生命。

体会：任何手术禁忌证都不是绝对的，关键时刻，抢救生命永远是第一要务。

病例二

病例汇报：患儿，2岁2个月，诊断为复杂性肛瘘，因肛周脓肿曾行5次肛周脓肿切开排脓术，现肛门变小、弹性差，干便排出困难，慕名求诊梁靖华主任医师，经行一次性根治术，术后患儿恢复良好，至今未见复发。（见186页图7-1、图7-2、图7-3）

难点：关于婴幼儿肛周脓肿、肛瘘的治疗，业界没有统一共识。

体会：梁靖华主任医师经多年临床总结，对于婴幼儿肛周脓肿、肛瘘的治疗有以下几点经验：①早发现、早治疗，避免延误病情，造成部分肛门功能严重受损；② 0 ~ 6 个月患儿先保守治疗，效果不佳时采用切开排脓术；③ 6 个月 ~ 3 岁患儿首选根治术。

病例三

病例汇报：患者杨某，女，35 岁，主诉为“便时肛门肿物脱出 7 年”。曾于多家医院诊断为直肠黏膜脱垂，后至梁靖华主任医师处就诊，查体发现脱出物内有气液存在，查超声、CT 发现内容物为肠管，确诊为疝气，后经疝修补术痊愈出院。（见 187 页图 7–4、图 7–5）

难点：貌似常见疾病亦会误诊。

体会：常见疾病亦应重视鉴别诊断，临床经验及必要检查必不可少。

病例四

病例汇报：患儿李某，女，1 岁 2 个月，右臀部血管瘤溃破感染半年，经多家三甲医院门诊、住院治疗效果不佳。患儿身体状况极差，多家三甲医院不予收治，求诊于梁靖华主任医师，予患儿中药熏洗坐浴后溃疡逐渐愈合。（见 187 页图 7–6、图 7–7）

难点：患儿年幼，身体状况极差，静脉穿刺困难，且长期抗感染治疗无效。

体会：谁说中医不如西，疑难疾病显奇效。

病例五

病例汇报：患者男，18 岁，因反复排黏液便 4 年余，辗转于多家医院治疗。多次行肠镜检查见直肠肿物，病理示直肠炎性肿物，经 3 次肠镜下肿物切除后症状未见改善，且复查肠镜示直肠末端见肿物生长。后至梁靖华主任医师处复查，指检发现肛门黏膜下有异常条索状硬结，行核磁共振检查后确诊为肛瘘。行肛瘘并直肠肿物切除术，术后恢复良好，黏液便消失，半年后未见黏液便，复查肠镜示直肠未见肿物生长。（见 187 页图 7–8、图 7–9、图 7–10、图 7–11）

难点：直肠多发肿物，经多次病检、核磁共振证实为炎症性包块，切除后反复再生。经认真分析，综合考虑，确定该肿物与肛瘘密切相关。

体会：任何症状的出现都不是孤立的，应认真检查，找出病因，综合施策，方能治愈。

附　录 /// 肛肠解剖和生理

第一节　结肠

一、结肠一般解剖

结肠是由盲肠至直肠的一段大肠，在腹腔内沿腹膜后壁分布。依次为盲肠、升结肠、横结肠、降结肠和乙状结肠。也可从发生学上分为左右两半，由横结肠中部至盲肠的一段为右半结肠，来源于中肠，由肠系膜上动脉分布；由横结肠中部至直肠的一段为左半结肠，来源于后肠，由肠系膜下动脉分布（见图附 -1）。

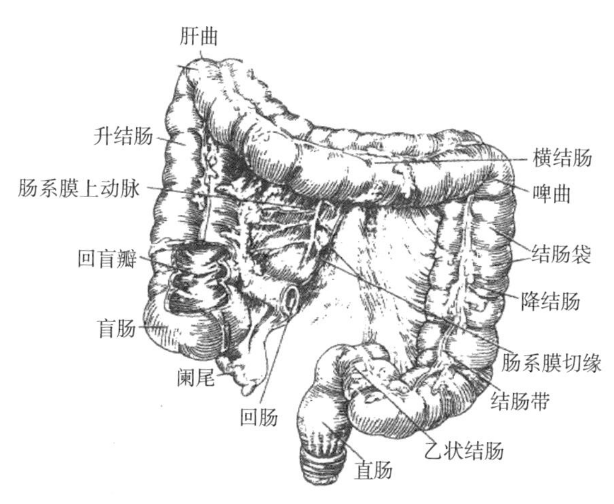

图附 -1　结直肠

升结肠长为 12 ～ 20 厘米，直径为 6 厘米。位于腹腔右侧，是盲肠的延续。升结肠较降结肠稍接近躯干正中线，一般仅前面及两侧有腹膜覆盖，其后面借疏松结缔组织与腹后壁相贴，位置较固定。

横结肠长 40 ～ 50 厘米，直径为 5.2 厘米。横位于腹腔中部，于脾门下方弯成锐角，形成结膜左曲（脾曲），向下移行于降结肠。横结肠完全包以腹膜并形成较宽的横结肠系膜。横结肠的体表投影一般相当于右第十肋软骨前端和左第九肋软骨前端相连的弓状线上。

降结肠长为 25 ～ 30 厘米，直径 4.4 厘米。降结肠较升结肠距正中线稍远，管径较升结肠小，位置也较深。腹膜覆盖其前面及两侧，后面有股神经、精索或卵巢血管以及左肾等，内侧有左输尿管，前方有小肠。降结肠的下部由于肠腔相对狭小（2.2 ～ 2.5 厘米），如有病变易出现梗阻。又因该处肌层较厚，可因炎症及其他刺激而引起痉挛。

乙状结肠是位于降结肠与直肠之间的一段大肠。乙状结肠的长度变化很大，有的长 13 ～ 15 厘米，有的超过 60 厘米，平均长约 38 厘米；肠腔直径 4.2 厘米。乙状结肠通常有两个弯曲：由起端下至盆腔上口附件，于腰大肌的内侧缘便转向内上方，形成第一个弯曲；肠管向内上方超过髂总动脉分叉处，又转而向下，形成第二个弯曲。从第二弯曲下降至第三骶椎的高度时便延续为直肠。小儿的乙状结肠系膜较长，最易发生乙状结肠扭转。乙状结肠是多种疾患好发部位，也是人工肛门设置的部位，临床上极为重视。

二、结肠带、结肠袋和肠脂垂

结肠带：结肠在外观上与小肠有明显的不同，其主要特征是纵肌层不像小肠分布那样均匀，而是集聚增厚，形成等距离的 3 条纵带，每条宽为 0.5 ~ 1.0 厘米，统称为结肠带。其中一条位于横结肠系膜附着处，称系膜带。另一条在大网膜附着处，称网膜带。二者之间的一条为独立带。结肠带在盲肠、升结肠及横结肠较为清楚，从降结肠至乙状结肠逐渐不甚明显，在乙状结肠与直肠的交界处三带消失而分散为直肠纵肌。结肠带较厚且坚韧，带与带之间的肠壁非常薄弱。

结肠袋：3 条结肠带之间形成 3 排大小不等的袋状突起，称结肠袋。各袋之间隔以横沟，横沟处肠壁的环形肌层较发达，向肠腔内深陷，致使肠黏膜向内面隆起，形成半月状皱襞，称结肠半月襞。在盲肠、升结肠处结肠袋大而深，分布不太规则；在横结肠处分布均匀而对称；至乙状结肠处则逐渐不明显。

肠脂垂：在肠管表面，特别是沿独立带和网膜带的两侧，分布有许多大小不等、形状不定的脂肪小突起，名为肠脂垂。它是由肠壁浆膜下的脂肪组织集聚而成。肠脂垂有时内含脂肪量过多，可发生扭转，甚或陷入肠内引起肠套叠。

三、结肠壁组织结构

由外向内，结肠壁可分为 4 层。

浆膜：即腹膜脏层。

肌层：包括外纵肌和内环肌。外纵肌集中组成 3 条结肠带。环肌纤维在相邻二结肠袋之间较集中，突向肠腔形成结肠半月襞。外纵、内环肌层间有肌间神经丛。

黏膜下层：有血管、淋巴管、黏膜下神经丛和丰富的疏松结缔组织。

黏膜：包括黏膜肌层、网状组织、血管、基底膜及柱状上皮。

四、结肠的血管、淋巴和神经

1. 结肠血管

结肠血管主要来自肠系膜上、下动脉。简言之，右半结肠动脉来自系膜上动脉，左半结肠动脉来自肠系膜下动脉。

肠系膜上动脉：起自腹主动脉前壁，约在第一腰椎平面，位于腹腔动脉起点以下 1.0 ~ 1.5 厘米处。该动脉在胰腺后面经十二指肠下部前面穿出，随即进入小肠系膜。肠系膜上动脉与同名静脉并行。

肠系膜下动脉：约在腹主动脉分叉处以上至少 4 厘米，距骶岬上方 10 厘米处，发自腹主动脉前壁，有时有变异。动脉的走行呈弓状斜向左下方，跨越左髂总动脉，移行为直肠上动脉。其分支有：左结肠动脉、乙状结肠动脉（见图附 -2）。

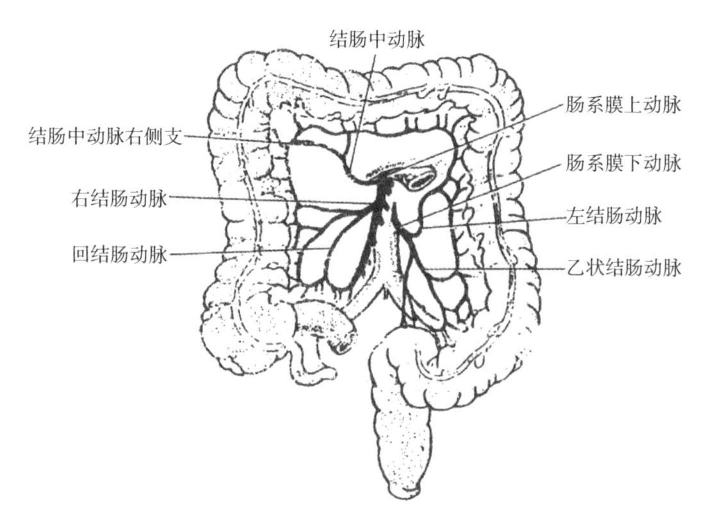

图附 -2　结肠动脉分布

结肠的静脉分布大致与动脉相同。右半结肠的静脉汇入肠系膜上静脉，然后注入门静脉。左半结肠的静脉汇入肠系膜下静脉，然后经脾静脉或肠系膜上静脉入门静脉。

2. 结肠淋巴

结肠淋巴分壁内丛和壁外丛。

（1）壁内丛包括：结肠黏膜内丛、结肠黏膜下丛、结肠肌间丛和结肠浆膜下淋巴丛。

①结肠黏膜内丛：在黏膜肌层表面淋巴管是存在的。

②结肠黏膜下丛：黏膜内毛细淋巴管穿越黏膜肌层，在黏膜下层内形成黏膜下丛。此处淋巴管较丰富，多沿血管走行。

③结肠肌间丛：黏膜下淋巴管向外穿入肌层，在内环肌和外纵肌之间形成肌间丛。

④结肠浆膜下淋巴丛：肌间丛的淋巴管斜穿外纵肌至浆膜下形成，再由浆膜下丛离肠壁连于壁外丛的淋巴管。

大肠壁内丛的淋巴管上下交通不如环绕肠壁交通丰富，故肿瘤围绕肠壁环状蔓延较上、下纵行蔓延快，容易造成肠梗阻。

（2）壁外丛包括：结肠上淋巴结、结肠旁淋巴结、结肠中间淋巴结、主淋巴结（见图附 –3）。

结肠上淋巴结：位于肠壁的浆膜下及肠脂垂中，是一些很小的淋巴结。浆膜下及黏膜下淋巴管网在肌层内吻合后，首先汇入此群淋巴结。

结肠旁淋巴结：沿结肠系膜缘及边缘动脉排列（见图附 –4）。

结肠中间淋巴结：沿各结肠动脉排列，如沿回结肠动脉、右结肠动脉、中结肠动脉、左结肠动脉及乙状结肠动脉排列

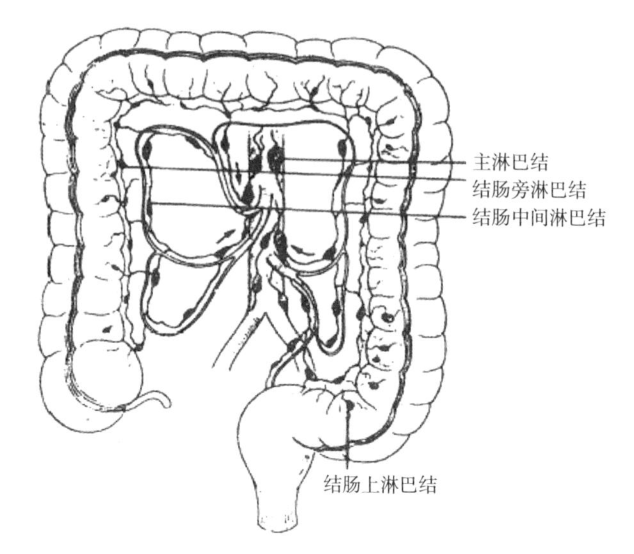

图附 -3　壁外丛淋巴结

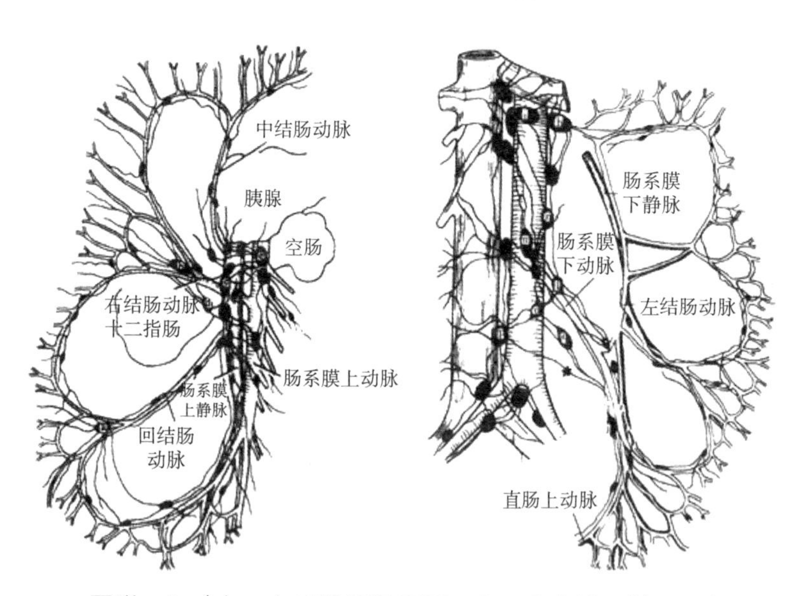

图附 -4 （左：左半结肠淋巴系，右：右半结肠淋巴系）

的淋巴结，分别称为：回结肠淋巴结、右结肠淋巴结、中结肠淋巴结、左结肠淋巴结及乙状结肠淋巴结等。

主淋巴结：或称中央淋巴结，位于肠系膜上、下动脉根部及腹主动脉周围。如肠系膜上、下淋巴结和主动脉旁淋巴结（腰淋巴结）等。

3. 结肠神经

（1）交感神经：结肠的交感神经主要来自肠系膜上丛和肠系膜下丛。肠系膜上丛为腹腔丛向下的连续，位于肠系膜上动脉的根部。肠系膜下丛位于肠系膜下动脉根部，丛内有肠系膜下神经节。

（2）副交感神经：右半结肠的副交感神经一般认为来自右迷走神经的腹腔支。该支参加腹腔丛和肠系膜上丛后，伴肠系膜上动脉及其分支，分布至盲肠阑尾、升结肠及横结肠右半。左半结肠的副交感神经来自脊髓第二至第四骶节侧角，经骶神经出脊髓后合成盆内脏神经至下腹下丛，与交感神经相混。这些神经纤维除分布于直肠、膀胱等盆腔器官外，其中部分纤维向上行，经上腹下丛到肠系膜下丛，伴肠系膜下动脉及其分支，分布于结肠脾曲、降结肠、乙状结肠及直肠上部。

（3）结肠传入神经：结肠的传入神经纤维混合在交感与副交感神经（迷走神经或盆内脏神经）中，一般来说，大肠的痛觉是经交感神经传导的，结肠的痛觉传导纤维经胸、腰内脏神经，直肠的痛觉纤维及反射性传入纤维均经盆内脏神经（副交感），而不是交感神经。

第二节　直肠

直肠长 12 ~ 15 厘米，它是结肠的延续，但形态上已失去结肠的特征，即没有结肠袋、结肠带和肠脂垂。

一、直肠的上界和分段

直肠和乙状结肠是否存在确切界限及界限何在有不同的意见，外科学界和解剖学界也有不同的看法。当前，学术界有关直肠上界定位和直肠分段的说法有两种，即：

解剖学定位：直肠上界在第 3 骶椎平面。

外科学定位：直肠上界在骶岬平面。

临床上将直肠分为上、中、下三段：

上段——直肠乙状部（RS）：骶岬至第 2 骶椎下缘。

中段——直肠上部（Ra）：第 2 骶椎下缘至腹膜反折。

下段——直肠下部（Rb）：腹膜反折至耻骨直肠肌附着部上缘。

上段距离肛缘 12 ~ 16 厘米，中段距离肛缘 8 ~ 12 厘米，下段距离肛缘 8 厘米以下。

二、直肠曲、直肠角、直肠瓣

1. 直肠曲

直肠的行程并非笔直，在矢状面和额状面上都有不同程度的弯曲。在矢状面上，直肠沿骶尾骨的前面下降，形成一个弓向后方的弯曲，称直肠骶曲。进一步直肠绕过尾骨尖，转向后下方，又形成一弓向前的弯曲，称直肠会阴曲。直肠在额状面上还有 3 个侧曲：上方的侧曲凸向右；中间的凸向左，是三个侧曲中最显著的一个；而最后直肠又超过中线形成一个凸向右的弯曲。因而直肠侧曲呈“右—左—右”的形式。但直肠的始、末两端则均在正中平面上。

2. 直肠角

直肠会阴曲又名直肠角或肛直肠角。肛直肠角是由 U 形的耻骨直肠肌悬吊而成。排便时，耻骨直肠肌放松，肛直肠角增大，肛管开放以利粪便排出。耻骨直肠肌收缩时，肛直肠角减小，呈锐角，使局部造成一机械性高压，能有效地阻止粪便下行，起到控制排便的作用。

3. 直肠瓣

是直肠壶腹内呈半月形的黏膜横皱襞。它由黏膜、环肌和纵肌层共同构成。直肠瓣的数目多少不定，可出现 2 ~ 5 个不等，一般多为 3 个。

三、直肠的毗邻

直肠的前面与全部盆腔脏器相邻，这些脏器大部包有腹膜。在男性，腹膜反折线以下的直肠前面相邻的器官，由下向上是前列腺、精囊腺、输精管壶腹、输尿管和膀胱壁。腹膜反折线以上的直肠前面，隔着直肠膀胱陷凹与膀胱底的上部和精囊腺相邻，有时回肠袢和乙状结肠沿着直肠壁伸入直肠膀胱陷凹内。在女性，腹膜反折线以下，直肠直接位于阴道后壁的后方。腹膜反折线以上，直肠隔着直肠子宫陷凹与阴道后穹窿及子宫颈相邻，陷凹内也常有回肠袢和乙状结肠伸入（见图附 –5）。

直肠的后面借疏松结缔组织与下 3 个骶椎、尾骨、肛提

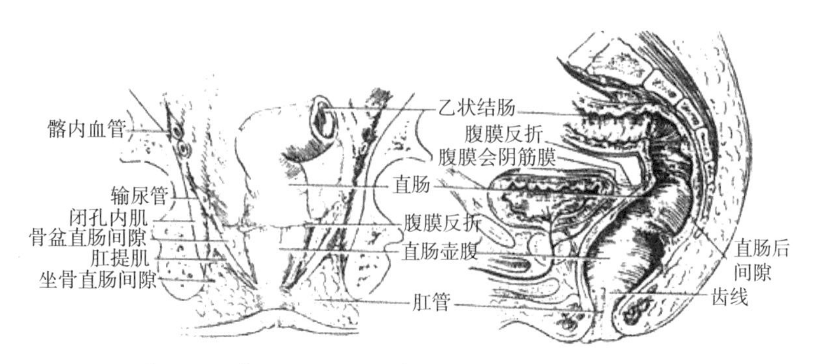

图附 -5　直肠周围器官（左：冠状面，右：矢状面）

肌和肛尾韧带等相连。

四、直肠周围间隙

直肠周围有许多蜂窝组织间隙，间隙内含有较丰富的血管、淋巴、脂肪和结缔组织，易发生感染和形成脓肿。肛周间隙 10 余个，有成对的和不成对的。按位置可大致分为两类，即肛提肌上间隙和肛提肌下间隙。

1. 肛提肌上间隙（见图附 -6）

骨盆直肠间隙：位于肛提肌上方直肠两侧，因其位置较深，而其顶部和内侧又为软组织，故一旦积脓，虽大量亦可不被发觉。

直肠周围间隙：在直肠壁后方和骶骨之间，分为直肠后间隙和骶前间隙。

2. 肛提肌下间隙

黏膜下间隙：位于肛管黏膜与内括约肌之间，向上与直肠的黏膜下层连续。黏膜下间隙借穿内括约肌的联合纵肌纤维与括约肌间内侧间隙相交通。

肛管后浅间隙：位于肛尾韧带的浅面，常是肛裂引起皮

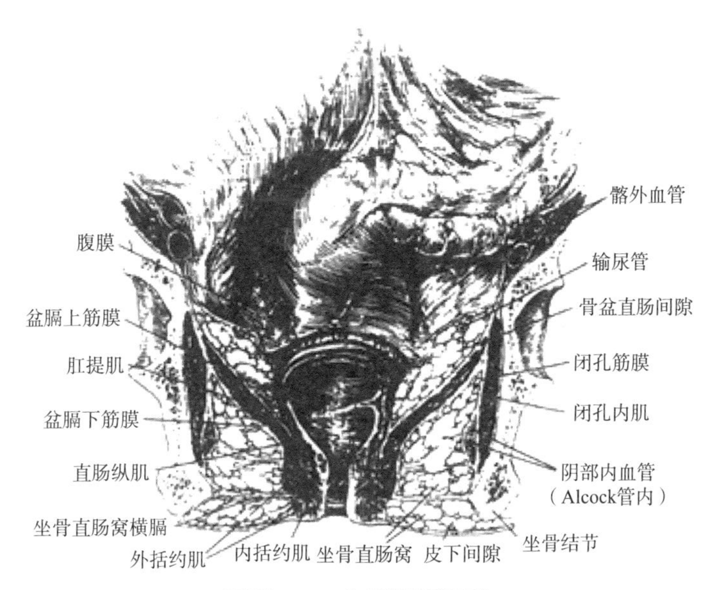

图附 -6 直肠周围间隙

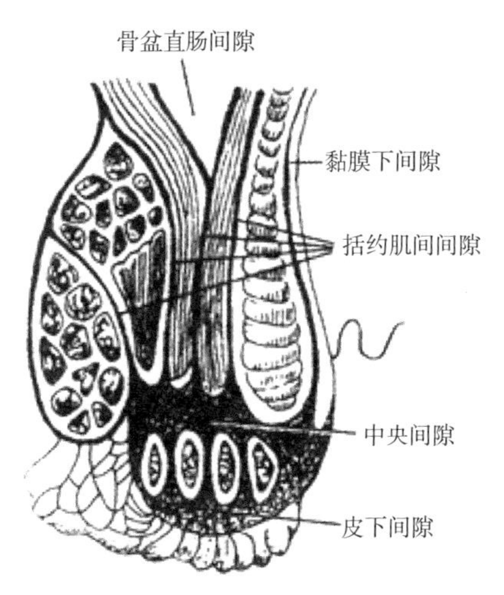

图附 -7 括约肌间间隙

下脓肿所在的位置，一般不会蔓延至坐骨直肠间隙与肛管后深间隙。

肛管后深间隙：即 Courtney 间隙。位于肛尾韧带的深面，与两侧坐骨直肠间隙相通，为左右坐骨直肠窝脓肿相互蔓延提供了有利通道。

肛管前浅间隙：位于会阴体的浅面，与肛管后浅间隙相同，一般感染仅局限于邻近的皮下组织。

肛管前深间隙：位于会阴体的深面，较肛管后深间隙为小。

皮下间隙：位于外括约肌皮下部与肛周皮肤之间，内侧邻肛缘内面，外侧为坐骨直肠窝。皮下间隙借中央腱的纤维隔向上与中央间隙相通，向内与黏膜下间隙分隔，向外与坐骨直肠间隙直接连续。

坐骨直肠间隙：在肛管两侧，左右各一，其上面为肛提肌，内侧为肛管壁，外侧为闭孔内肌及其筋膜。间隙内有脂肪组织和痔下血管神经通过，其容量为 50 毫升左右，如积脓过多而致窝内张力过高时，脓液可穿破肛提肌，进入骨盆直肠间隙内；坐骨直肠间隙与皮下间隙直接交通，还可沿中央腱的纤维隔与中央间隙相通，通过纵肌外侧隔或括约肌间外侧隔或外括约肌浅部肌束间纤维与括约肌间间隙交通。

括约肌间间隙：有 4 个间隙，纵行位于联合纵肌 3 层之间。①内侧纵肌内侧隙；②中间纵肌内侧隙；③中间纵肌外侧隙；④外侧纵肌外侧隙。上述 4 个括约肌间间隙向下均汇总于中央间隙（见图附 –7）。

中央间隙：位于联合纵肌下端与外括约肌皮下部之间，环绕肛管下部一周。中央间隙向外通坐骨直肠间隙，向内通黏膜下间隙，向下通皮下间隙，向上通括约肌间间隙并经此间隙与骨盆直肠间隙交通。中央间隙与肛周感染关系极为密切；间隙内脓液可沿上述途径蔓延至其他间隙；反之，来自其他间隙的脓液在未流向皮肤和肛管之前均先汇总于中央间隙。

五、直肠的血管、淋巴和神经

1. 直肠的血管（见图附 -8）

直肠的动脉血主要来自直肠上动脉，其次是直肠下动脉和骶中动脉等。

直肠上动脉是肠系膜下动脉的终末血管，主干经乙状结肠系膜的两层间进入盆腔，在直肠后壁的中部分为左、右支。

直肠下动脉：是髂内动脉的分支，经直肠侧韧带达直肠下段的前壁。

骶正中动脉：由腹主动脉分叉点上方1厘米处发自后壁，于骶骨前面下降，发出分支供给直肠与肛管交界处和肛管后壁，与直肠下动脉吻合。

直肠静脉：直肠的静脉主要来自两组静脉丛，即黏膜下

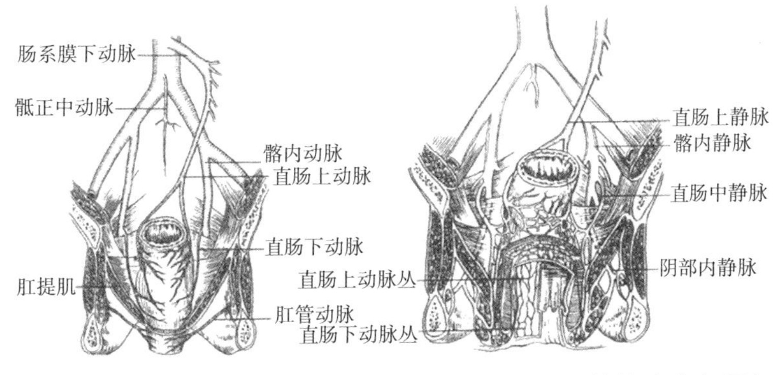

图附 -8（左：直肠肛管动脉供应图，右：直肠肛管静脉分布图）

静脉丛和外膜下静脉丛。黏膜下静脉丛位于整个直肠的黏膜下层，外膜下静脉丛位于直肠肌层的外面，较黏膜下静脉丛粗大，由稀疏、不规则的斜行静脉相互交织而成，直肠黏膜下静脉丛的血液汇集于此，经直肠上静脉入门静脉。

2. 直肠的淋巴（见图附 -9）

直肠的器官内淋巴管：①黏膜层及黏膜下层的毛细淋巴管及淋巴管；②肌层的毛细淋巴管及淋巴管。

直肠的周围淋巴结：直肠周围的淋巴结是指能直接接受直肠淋巴管的淋巴结，包括以下几部分：肠旁淋巴结，直肠上淋巴结，骶淋巴结，臀下淋巴结，腹股沟浅淋巴结上群。

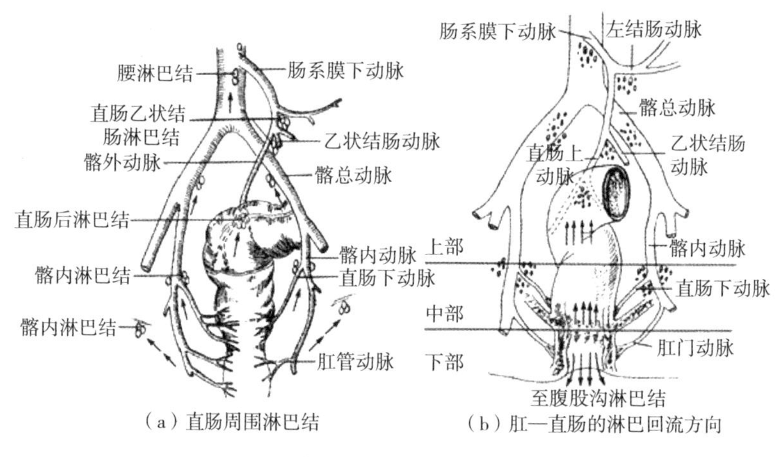

（a）直肠周围淋巴结　（b）肛—直肠的淋巴回流方向

图附 -9　直肠的淋巴

3. 直肠的神经分布

直肠的神经主要来自下部胸髓和上部腰髓的交感神经系、骶部副交感神经系及阴部神经丛三部分，前二者参与构成上腹下丛及下腹下丛，后者应属躯体神经系，但从反射角度来看，它与直肠的自主功能有关，排便活动不仅是不随意的自主神经反射，而且还受高级中枢的随意支配。

直肠的感觉神经：直肠的内脏感觉纤维末梢广泛分布于直肠黏膜，形成大量内脏感受器，可感受压力、张力及各种化学刺激，但其痛觉不敏感，因此直肠癌早期无疼痛。直肠的内脏感受器均非均匀分布。在直肠下 1/3 段，相当于齿状线以上 5 厘米的范围内最丰富，在施行外科手术时，应尽量保留此段黏膜的完整。

第三节 肛管

一、解剖学肛管、外科学肛管

肛管的境界有两种说法：一种指齿线以下至肛缘的部分；另一种指肛管直肠肌环上缘平面以下至肛缘的部分，即从齿线向上扩展约 1.5 厘米。前者称解剖学肛管，因管腔内覆以移行皮肤，故又称皮肤肛管；后者称外科肛管，因管壁由全部内、外括约肌包绕，故又称括约肌性肛管。

二、肛直线、齿线、括约肌间沟（见图附 -10）

肛管外口皮肤薄，没有毛发和腺体。肛外缘以外，被覆上皮明显增厚，色素沉着重。这是鉴别肛门外缘的一个重要标志，是测量肿瘤距离肛门缘的标志。肛管壁的结构由内向外共五层，依次为：皮肤黏膜、黏膜下层、内括约肌、联合纵肌、外括约肌。皮肤黏膜层由上向下有 3 条标志线：

肛直线：距齿线上方约 1.5 厘米，是直肠柱上端的连线。指诊时，手指渐次向上触及狭小管腔的上缘，即达该线的位置。此线与内括约肌上缘、联合纵肌上端以及肛管直肠肌环上缘的位置基本一致。

齿线：或名梳状线，是由肛瓣的游离缘连合而成。距肛缘2厘米，居内括约肌中部或中下1/3交界处的平面上。一般习惯称齿线是内、外胚层的移行地带。齿线以上是直肠，属内胚层；以下是解剖肛管，属外胚层。二者来源不同，故齿线上下的组织结构、血管神经分布以及淋巴回流方向也各有区别。

括约肌间沟：即肛门白线，距肛缘上方约1厘米。此沟正对内括约肌下缘与外括约肌皮下部的交界处。一般很难用肉眼辨认，能摸到不能看到。括约肌间沟是一个重要临床标志，用手指抵在肛管内壁逐渐向下，可在后外侧摸出此沟。沟的上缘即内括约肌下缘，沟的下缘即外括约肌皮下部的上缘，外括约肌下部多呈前后椭圆形故沟的前后部不易触知。

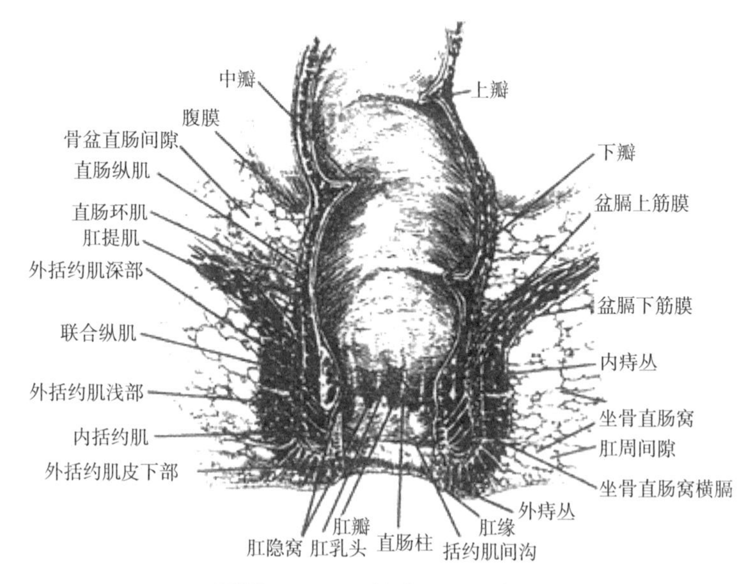

图附-10　肛管直肠冠状切面

三、肛垫区、齿线区、栉膜区

依据上述 3 条标志线，肛管内面可分 3 区，即肛垫区、齿线区和栉膜区。

1. 肛垫区

是指齿线与肛直线之间宽为 1.5 ~ 2.0 厘米的环状区，有人通常称为痔区。由于有 12 ~ 14 个直肠柱纵列于此，故痔区又称柱区。该区黏膜呈紫红色，有光泽、表面有纤细的横行皱纹，直肠柱相对集中而成数目不等和大小不一的肛垫，它们之间通常由 Y 形沟分割为右前、右后及左侧位排列，与临床上 3 点、7 点、11 点“母痔”区相同，但非病态。只有肛垫组织发生异常并合并出血、脱垂、不适等症状时才称为病，即痔病。

2. 齿线区

是指齿线附近宽约 15 毫米的狭窄地带，代表了原始肛膜破裂的位置。该区内有肛乳头、肛瓣和隐窝腺。

肛乳头：呈三角形小隆起，在直肠柱下端，沿齿线排列 2 ~ 6 个，基底部发红，尖端灰白色，高 0.1 ~ 0.3 厘米，肥大时可达 1 ~ 2 厘米。肛乳头由纤维结缔组织组成，含有毛细淋巴管，表面覆以皮肤。肛乳头的出现率为 13% ~ 47%，多数人缺如。

肛瓣：各直肠柱下端之间借半月形的黏膜皱襞相连，这些半月形的黏膜皱襞称肛瓣，有 6 ~ 12 个，肛瓣是比较厚的角化上皮，它没有“瓣”的功能。当大便干燥时，肛瓣可受硬便损伤而被撕裂。

隐窝腺：隐窝腺一词是肛隐窝与肛腺二者的合称。肛隐窝或称肛窦，是位于直肠柱之间肛瓣之后的小憩室。它的数目、深度和形状变化较大，一般有 6 ~ 8 个，呈漏斗形，上口朝向肠腔的内上方，窝底伸向外下方，深度 0.3 ~ 0.5 厘米。在窝底或肛瓣上有肛腺的开口。肛腺共有 4 ~ 18 个，每一个肛腺开口于一个肛隐窝内，2 ~ 4 个肛腺同时开口于一个肛隐窝内者也不少见。肛隐窝并不都与肛腺相连，约有半数以上的肛隐窝内没有肛腺开口，有少数肛腺可直接开口于肛管和直肠壁。肛腺和肛隐窝在外科上的重要性在于它们是感染侵入肛周组织的门户，95% 的肛瘘均起源于肛腺感染。

3. 栉膜区

栉膜是指齿线与括约肌间沟之间的肛管上皮。宽 0.5 ~ 1.5 厘米，是皮肤与黏膜的过渡地区，皮薄而致密，色苍白而光滑。上皮是移行上皮，固有层内没有皮肤的附属结构，如毛囊、皮脂腺和汗腺等。在临床上栉膜的含义不仅包括此区的上皮，还包括上皮下的结缔组织，其中有来自联合纵肌纤维参与组成的黏膜下肌，有肛腺及其导管以及丰富的淋巴管、静脉丛和神经末梢。栉膜区还是肛管的最狭窄地带，先天或后天造成的肛管狭窄症、肛管纤维样变、肛门梳硬结和肛裂等均好发于此。因此，栉膜区无论在解剖学上或临床上都具有重要意义。

四、肛门内括约肌

肛门内括约肌是直肠环肌的延续，属平滑肌。其上界通常认为在齿状线平面，下界多数在齿状线平面以下（7.9 ± 0.11）毫米，或距肛缘以上（9.0 ± 0.11）毫米，未发现与肛缘平齐者。

1. 内括约肌厚度

厚度平均为（5.4 ± 6.5）毫米，全周并不一致，应在肛管不同部位分别测量。Burmett 发现，内括约肌随着年龄的增长而逐渐萎缩。纤维组织增加，故其厚度也逐渐增加。Nielsen 就内括约肌厚度与年龄大小做了深入研究，得出的结论是：所有内括约肌厚度的最大值、最小值与平均值均与年龄呈明显的正相关，并认为 50 岁以下人群的内括约肌最大厚度超过 4 毫米、50 岁以上人群的内括约肌最大厚度超过 5 毫米时均属异常。

2. 内括约肌神经支配

内括约肌内无神经节细胞，但缠绕肌细胞的神经纤维较多。内括约肌受交感神经和副交感神经的双重支配，同样也有感觉神经。①交感神经：内括约肌的交感神经来自腹下神经，交感神经兴奋或去甲肾上腺素能使内括约肌收缩；②副交感神经：内括约肌的副交感神经来自盆神经（S1–2）。其末梢纤维与壁内神经丛的突触后神经元相接触。副交感神经具有明显的抑制作用，电刺激盆神经，内括约肌表现松弛。

3. 内括约肌生理特性

内括约肌的主要作用：①有较高的肌张力，能维持长时间的收缩而不疲劳；②有较高的静息压，约占肛管总压力的 80%；③反射性的松弛反应，保证排便时肛管有足够程度的扩张。

内括约肌的上述活动主要靠肌肉本身的张力、肠壁的神经支配和血液中激素 3 个因素。内括约肌平滑肌束的张力较结肠环肌束为高，肌内没有神经节，可以极少的能量消耗维持长时间的收缩状态而不疲劳，即使部分切断也不影响肛门自制功能。内括约肌是胃肠道中最典型的括约肌，它较邻近的非括约肌区有较高的静息压。刺激内括约肌近侧端可迅速引起反射性松弛，括约肌松弛并不依赖于上方肠管蠕动的推进。经测定：肛管最大压力为 2.45 ~ 8.40kPa，而直肠静息压仅为 0.2 ~ 0.5kPa。肛管静息压反映了内外括约肌和肛提肌肌力在静息状态下的总和。

五、肛门外括约肌

外括约肌分 3 层：皮下部、浅部和深部。

1. 皮下部

在皮下，环绕肛门呈圆形，位于内括约肌的外下方，宽 0.3 ~ 0.7 厘米，厚 0.3 ~ 1.0 厘米。此部被联合纵肌纤维分割成许多肌束。

2. 浅部

位于内括约肌的外面，肌束呈椭圆形，宽 0.8 ~ 1.5 厘米，厚 0.5 ~ 1.5 厘米，两侧后部纤维经肛尾韧带附着尾骨。

3. 深部

位于外括约肌的浅部的外上方，肌束呈圆形，其上缘与耻骨直肠肌相融合，二者分界不清，宽 0.4 ~ 1.0 厘米，厚 0.5 ~ 1.0 厘米。

六、联合纵肌

直肠穿过盆膈时，其纵肌层与肛提肌及其筋膜汇合，走行于内、外括约肌之间，形成一个包围肛管的纤维—肌性鞘，称括约肌间隔或联合纵肌，它的上界平肛管的肛直线，下界平内括约肌下缘，全长平均约 10 毫米，宽约 1.6 毫米。联合纵肌是支持和悬吊肛管的核心架构，它与肛管各部的联系，分述如下：

联合纵肌鞘好似肛管的中轴，借其丰富的放射状纤维将肛管各部包括内、外括约肌联系在一起，形成一个功能整体。

内侧纤维：其去向有三个：①穿入内括约肌，呈网状缠绕每一根肌纤维并与其黏着；②进入肛管肛垫区，参与 Treitz 肌缠绕痔血管；③进入肛管栉膜区的纤维称“parks 韧带”，将栉膜区皮肤固定于内括约肌。

外侧纤维：穿入外括约肌，呈网状缠绕每一条肌纤维并与肌内衣和肌外衣黏着。

终末纤维：由中央腱发出的纤维，向内止于括约肌间沟的皮肤；向外进入坐骨直肠窝；向下呈放射状穿外括约肌皮下部止于肛周皮肤。

以联合纵肌为代表的肛周结缔组织系统将肛管各部联结起来，通过肛提肌及其筋膜悬吊并固定于盆壁两侧的肛提肌腱弓上。

七、肛管的血管、淋巴、神经

1. 肛管的血管

主要是一对肛门动脉（痔下动脉），它起自阴部内动脉，主要分布于肛提肌、内外括约肌和肛周皮肤，也分布至下部直肠。肛门动脉和痔中、上动脉与对侧的血管虽也有吻合支，但一般很细小，不致引起大出血。

肛垫区的微血管来自直肠上、下动脉，肛门动脉，直肠乙状结肠动脉长降支，骶正中动脉等，它们从 5 个方向汇集于此。肛垫区的静脉丛又名内（上）痔丛。静脉丛在直肠柱内呈囊状膨大，但非病理现象，各膨大以横支相连。其旁支汇合成 5 ~ 6 支集合静脉垂直向上，走行约 8 厘米，穿出直肠壁与外膜下静脉丛相连。

齿线以下肛管的静脉丛，称外（下）痔丛。位于直肠肌表面和肛门皮下，由肛管壁内静脉、肛周静脉、直肠壁外静脉汇集而成，沿外括约肌外缘连成一个边缘静脉干。

内痔丛的旁支在直肠外膜下汇成直肠上静脉（痔上静脉），经肠系膜下静脉入门静脉。外痔丛分别汇入直肠上静脉、直肠下静脉和肛门静脉。

2. 肛管的淋巴

根据肛管的淋巴流向，以齿线为界，可分上、下两组：

上组：包括肛管黏膜部与内、外括约肌之间的淋巴网。向上与直肠淋巴网，向下与肛门周围淋巴网相连。其中，以直肠柱内的淋巴网最密集。

下组：位于肛管与肛门内、外括约肌和肛门皮下的淋巴网，在肛门皮下形成淋巴丛，其集合淋巴管经坐骨直肠窝和会阴皮下，注入腹股沟浅淋巴结、腹股沟淋巴结的输出淋巴结，随髂外血管到髂外淋巴结。肛管部癌肿主要经此途径转移扩散。

3. 肛管与肛周皮肤的神经分布

肛管及肛周皮肤由内脏神经和躯体神经共同支配。

内脏神经：来自盆丛的直肠下动脉神经丛分支经耻骨直肠肌上缘，即距离齿线上方 2 厘米以内（距肛缘 2 ~ 4 厘米）穿入肛管壁。这些分支内以交感神经为主，其传出途径是通过腰内脏神经—上腹下丛—腹下神经—盆丛—直肠下动脉神经丛—肛门内括约肌。部分分支经联合纵肌达括约肌间沟，分布肛门皮下。

躯体神经：肛管及肛周皮肤的感觉和运动是由阴部神经支配。阴部神经起自 S2 ~ S4 前根，自梨状肌下孔穿出盆腔至臀部，跨过坐骨棘，经坐骨小孔至坐骨直肠窝侧壁的阴部管内，在该管内与阴部内血管伴行。于阴部管的后部分出肛门神经（1 ~ 3 支），横过坐骨直肠窝至肛门外括约肌及肛周皮肤。肛管上部皮肤含有丰富的感觉神经末梢，尤其是在肛瓣附近，包括 Meissner 小体（触觉）、Krause 终球（温觉）、Gogi-Mazzori 体（压力）和生殖小体（摩擦）等。

参考文献

[1] 张东铭 . 结直肠盆底外科解剖与手术学 [M]. 安徽 : 科学技术出版社 , 2013:59–107.

[2] 陈孝平 , 汪建平 . 外科学 [M]. 第 8 版 . 北京 : 人民卫生出版社 , 2013:394–397.

[3] 刘树伟 , 李瑞锡 . 局部解剖学 [M]. 第 8 版 . 北京 : 人民卫生出版社 , 2013:161–163.

[4] 赵宝明，张书信，芮洪顺 . 实用肛门直肠病治疗学 [M]. 北京 : 人民军医出版社，2009.

[5] 金黑鹰，章蓓 . 实用肛肠病学 [M]. 上海 : 上海科学技术出版社，2014.

[6] 谭静范 . 肛肠医师临床工作手册 [M]. 北京 : 人民卫生出版社，2017.

[7] 张东岳 . 肛肠病临症汇海 [M]. 山西：山西科学技术出版社，2016.

[8] 范学顺，张玉波，等 . 肛肠疾病防治 100 讲 [M]. 北京：化学工业出版社，2019.

[9] 吴孟超，吴在德，等 . 黄家驷外科学 [M]. 第 7 版 . 北京：人民卫生出版社，2008.

[10] 王英伟 . 全麻药对婴幼儿神经系统发育究竟有无损害 ?[J]. 中华麻醉学杂志 , 2016, 36(09):1039–1042.

[11] 赵嶂 , 任佳悦 . 妊娠期非产科手术的麻醉管理争议焦点 [J]. 无痛分娩中国行杂志 , 2020, 7(2):6.

[12] 丁楠楠 , 栾永 . 围麻醉期哺乳对婴儿影响的新进展 [J].

国际麻醉学与复苏杂志 , 2018, 39(07):690-696.

[13]Mitchell J, Jones W, Winkley E, et al. Guideline on anaesthesia and sedation in breastfeeding women 2020: Guideline from the Association of Anaesthetists[J]. Anaesthesia, 2020, 75(11):1482-1493.

[14] 张晓光 , 郄文斌 , 屠伟峰 , 等 . 围术期目标导向全程镇痛管理中国专家共识 (2021 版)[J]. 中华疼痛学杂志 , 2021, 17(2):119-125.

[15]Gan TJ, Belani KG, Bergese S, et al. Fourth Consensus Guidelines for the Management of Postoperative Nausea and Vomiting[J]. Anesth Analg, 2020, 131(2):411-448.

[16] 王满金 , 廖俪娣 . 综合性护理干预在痔疮患者围手术期中的应用效果分析 [J]. 中外医疗 , 2020, 39(22):166-168.

[17] 聂敏 , 李春雨 . 肛肠外科护理学 [M]. 北京 : 人民卫生出版社 , 2018:44-45.

[18] 徐明 . 中药熏洗护理在痔疮术后术中疼痛中的应用 [J]. 中国保健营养 , 2020, 30(27):250.

[19] 刘小侠 , 李育红 . 预见性护理在预防痔疮术后便秘中的应用价值 [J]. 山西医药杂志 , 2020, 49(12):1622-1624.

书中原图

第一章
常见肛门疾病

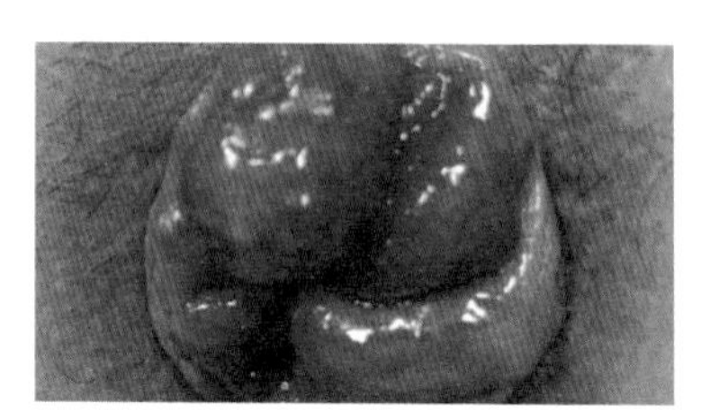

图 1–1　混合痔

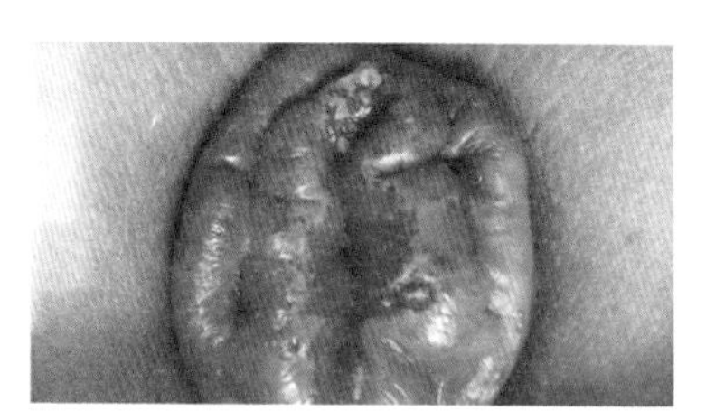

图 1–2　环状混合痔

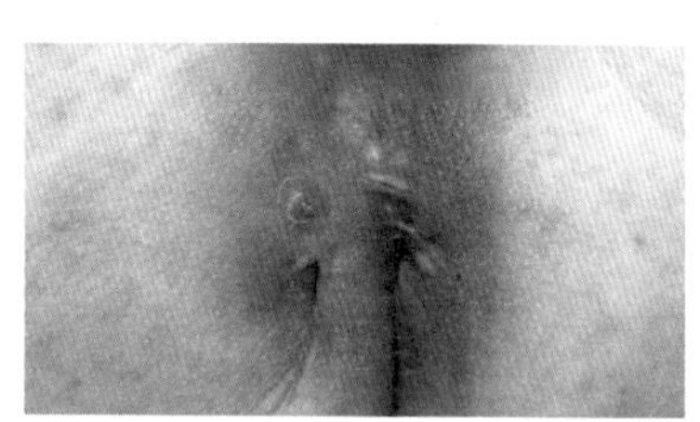

图 1–3　复杂性肛瘘

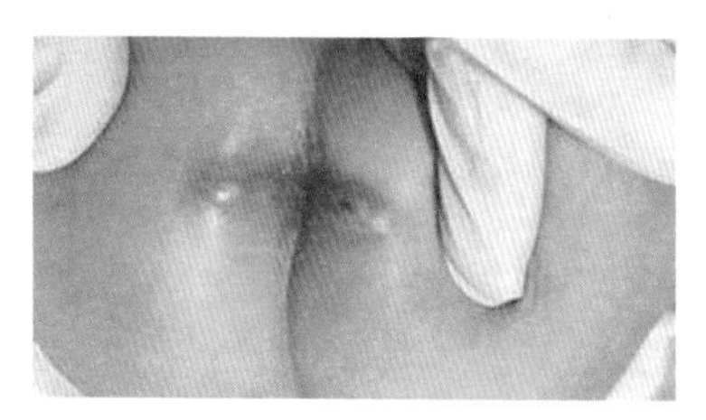

图 1–4　婴幼儿复杂性肛瘘

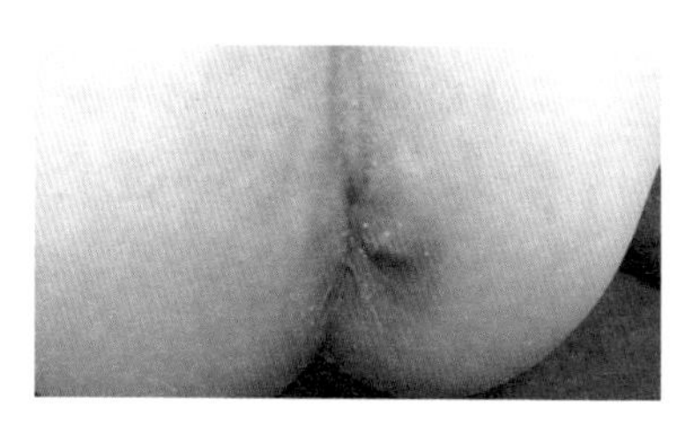

图 1–5　肛周脓肿

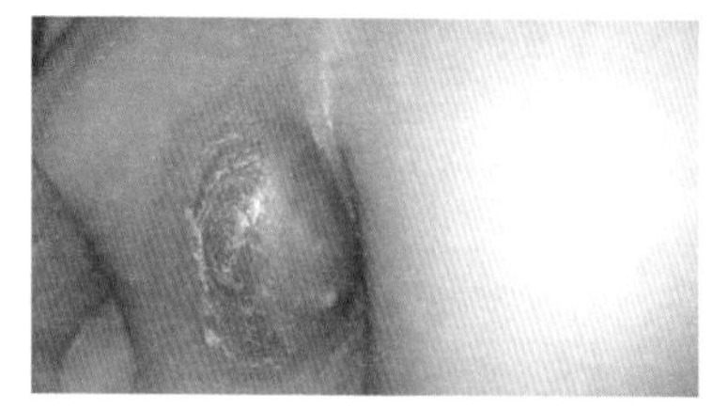

图 1–6　婴幼儿肛周脓肿

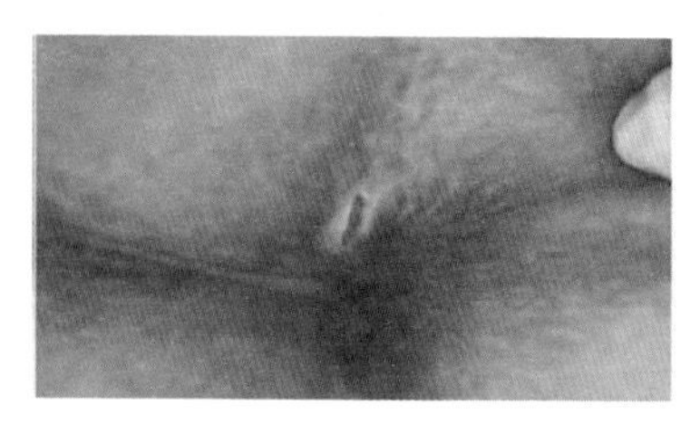

图 1–7　肛裂

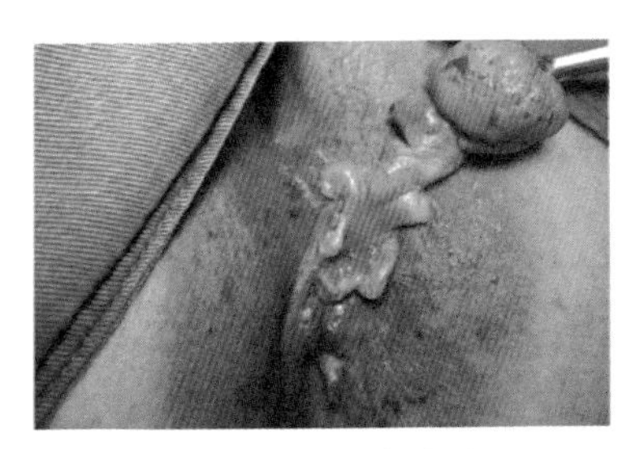

图 1–8　肛乳头瘤

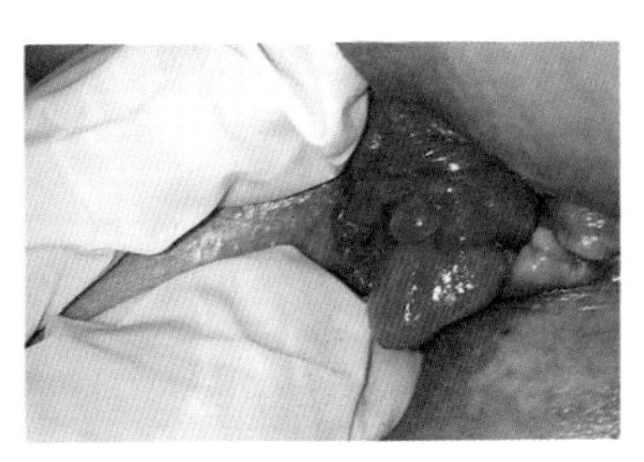

图 1–9　肛乳头瘤

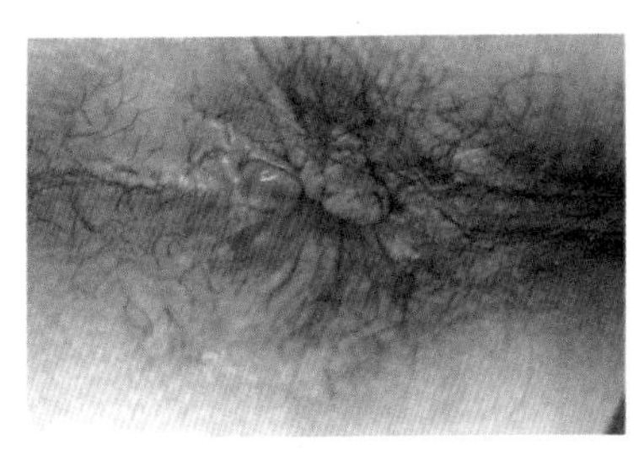

图 1–10　肛周湿疹

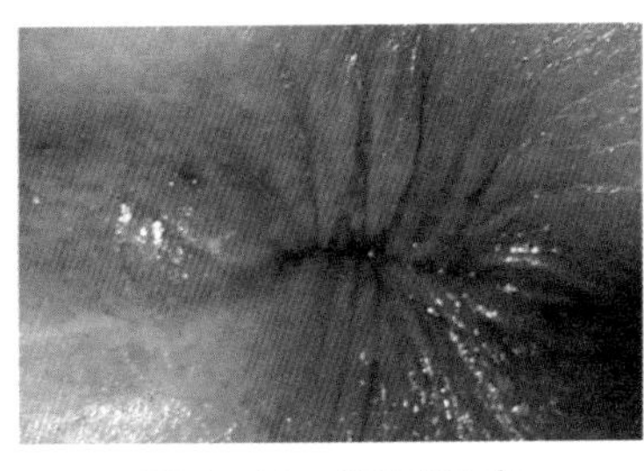

图 1–11　肛周湿疹

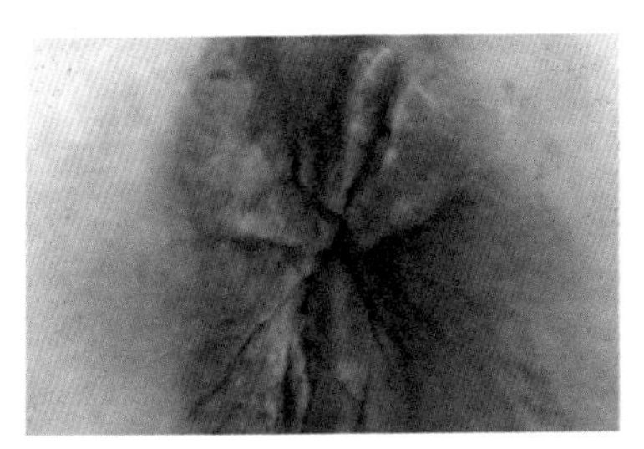

图 1–12　肛周 Paget 病

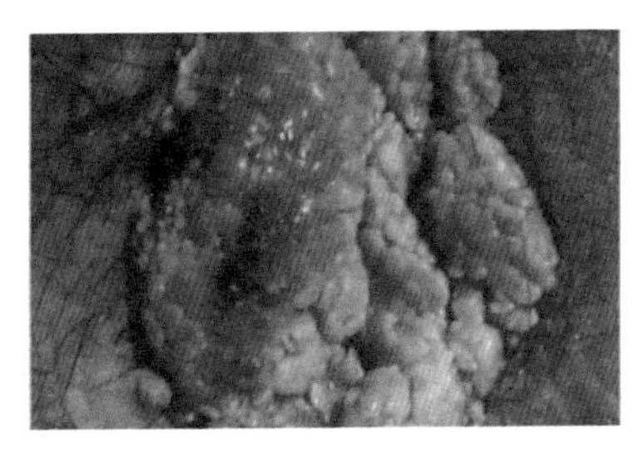

图 1–13　尖锐湿疣

第二章
其他肛门疾病

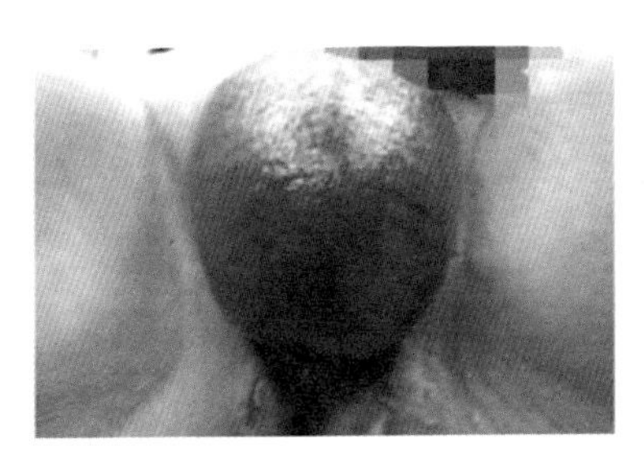

图 2–1　坏死性筋膜炎

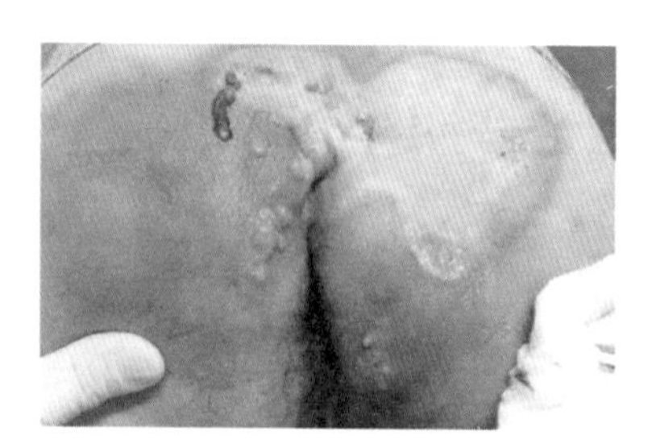
图 2-2　化脓性汗腺炎

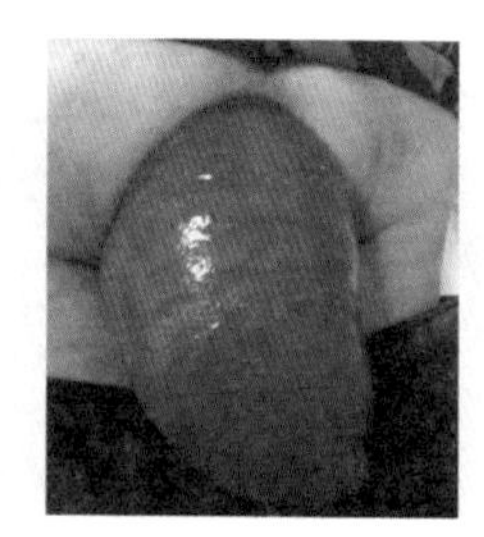
图 2-3　直肠黏膜脱垂

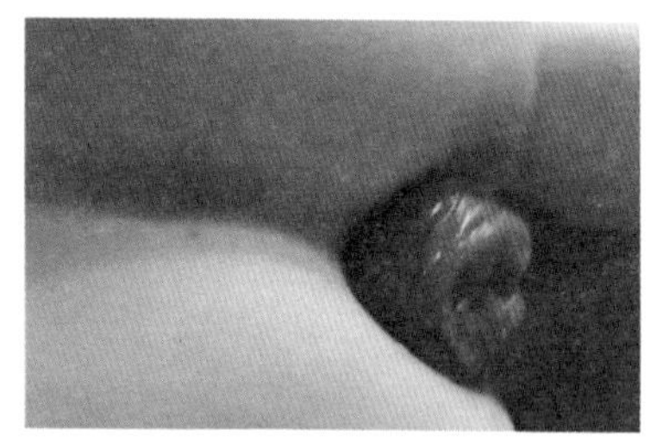
图 2-4　婴幼儿直肠黏膜脱垂

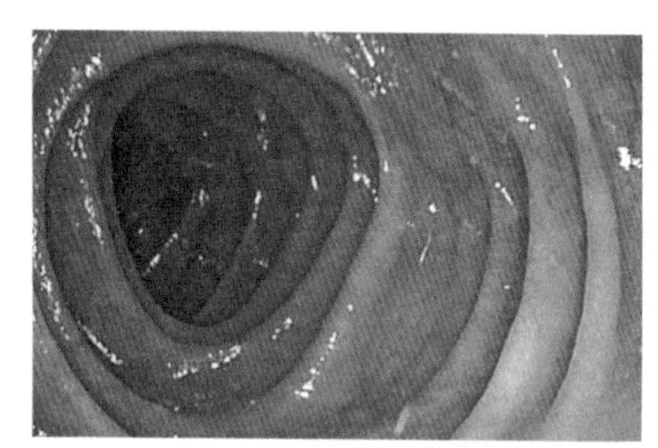
图 2-5　正常肠道

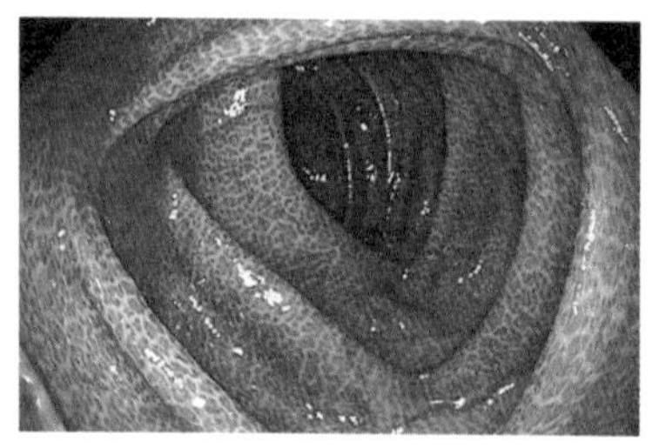
图 2-6　结肠黑变病肠道

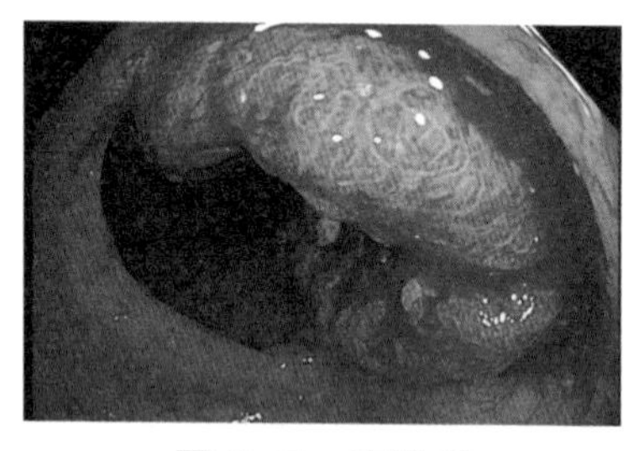
图 2-7　结肠癌

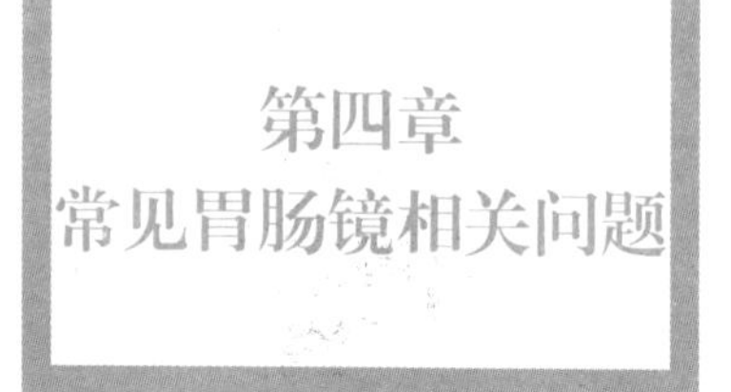

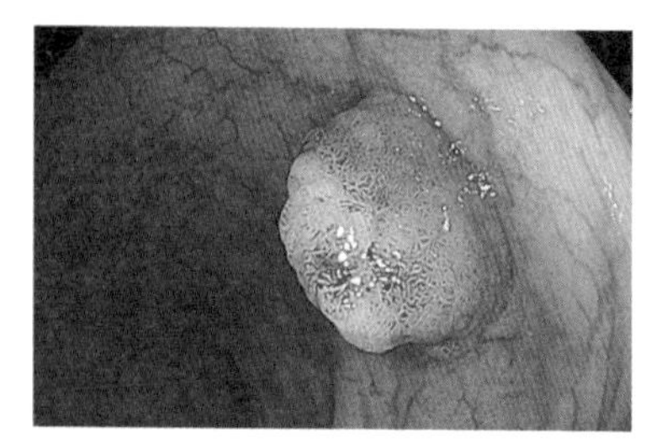
图 4-1　结肠息肉

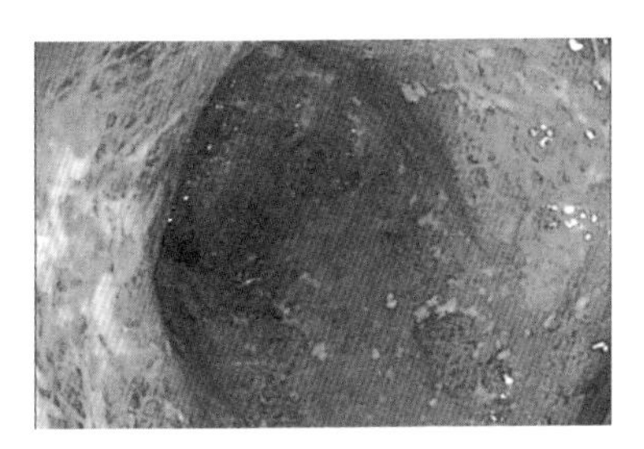

图 4-2　溃疡性结肠炎

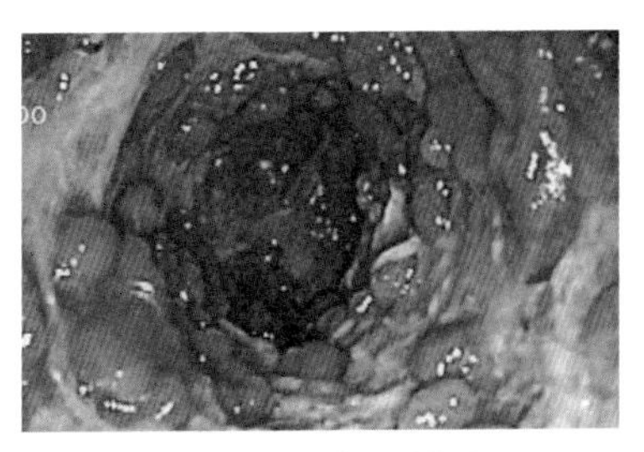

图 4-3　克罗恩病

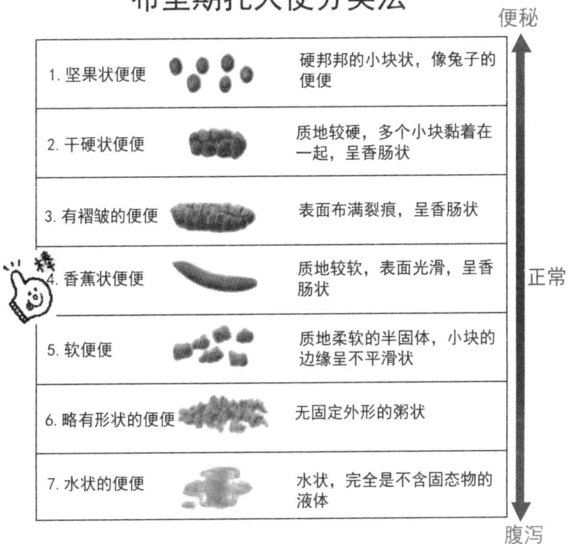

布里期托大便分类法

类型	描述
1. 坚果状便便	硬邦邦的小块状，像兔子的便便
2. 干硬状便便	质地较硬，多个小块黏着在一起，呈香肠状
3. 有褶皱的便便	表面布满裂痕，呈香肠状
4. 香蕉状便便	质地较软，表面光滑，呈香肠状
5. 软便便	质地柔软的半固体，小块的边缘呈不平滑状
6. 略有形状的便便	无固定外形的粥状
7. 水状的便便	水状，完全是不含固态物的液体

图 6-1　看图识便便

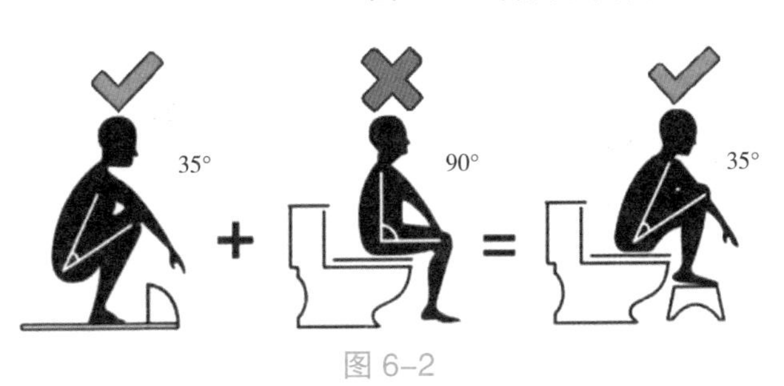

图 6-2

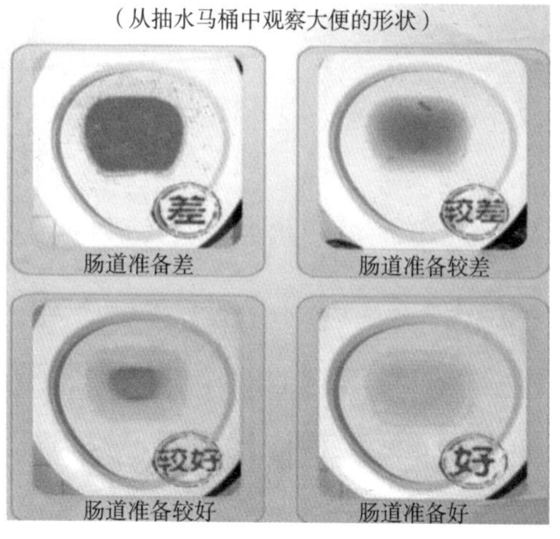

图 6–3

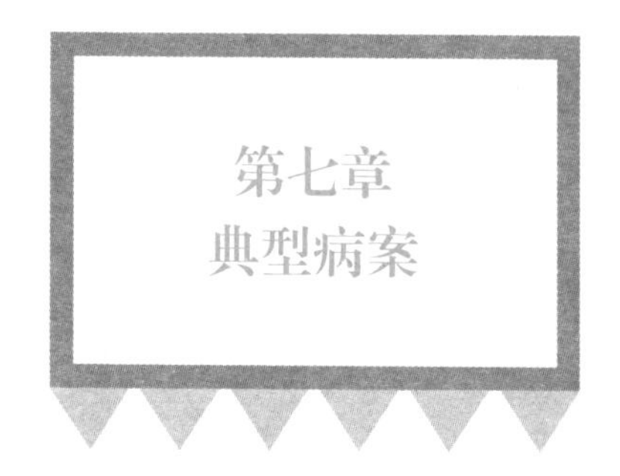

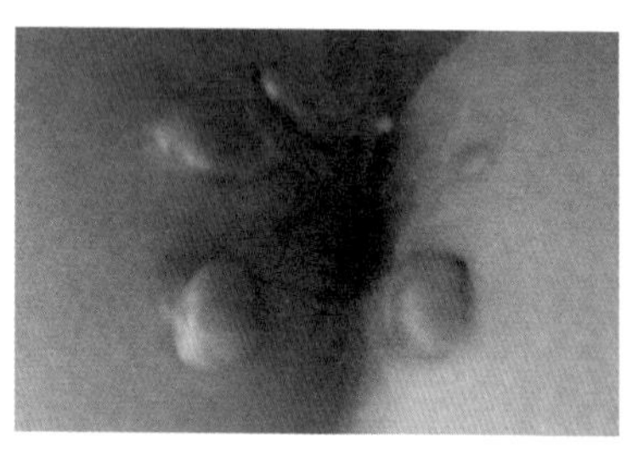

图 7–1　术前

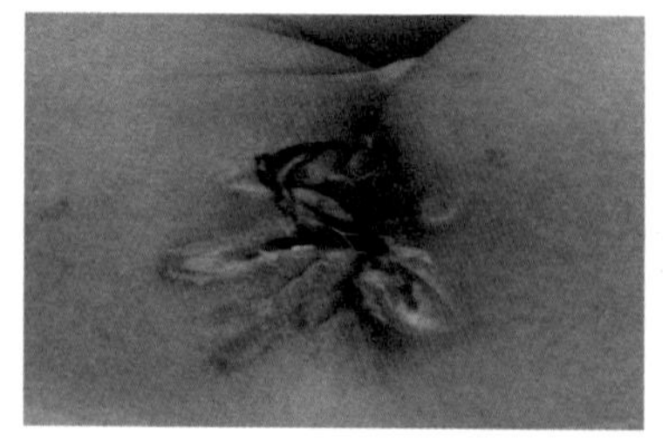

图 7–2　术后第一天

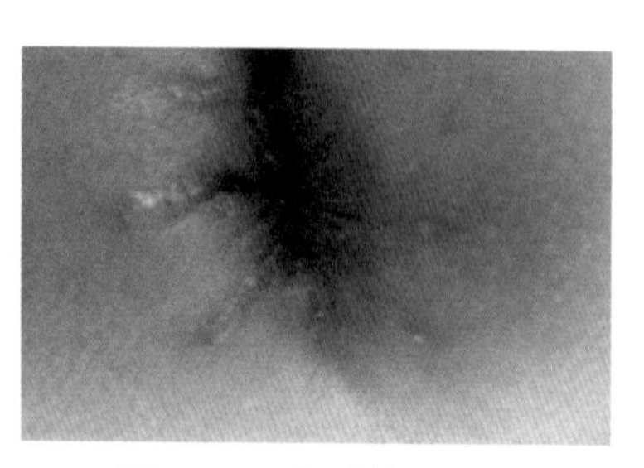

图 7–3　术后第 21 天

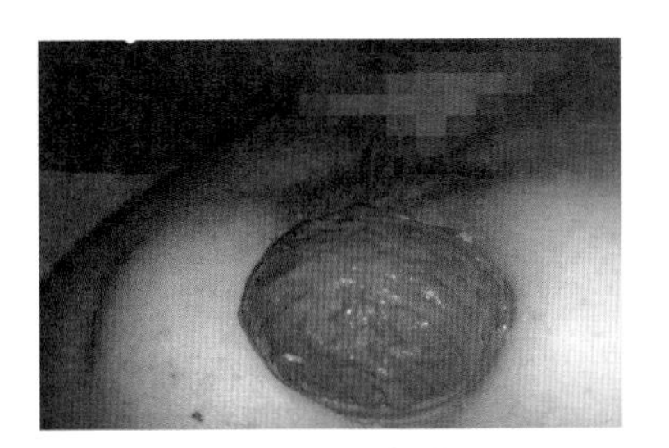

图 7-4　术前

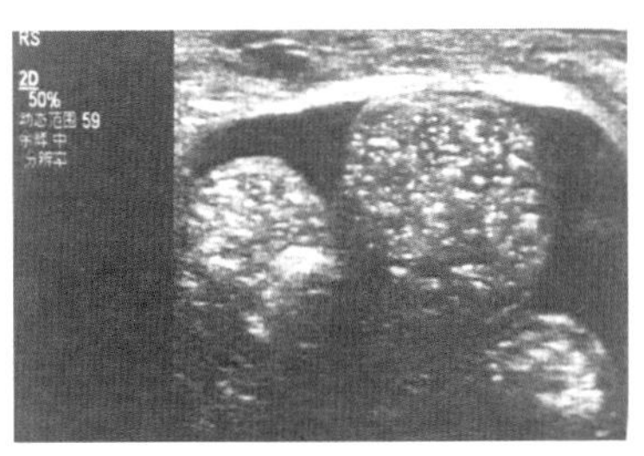

图 7-5　超声检查

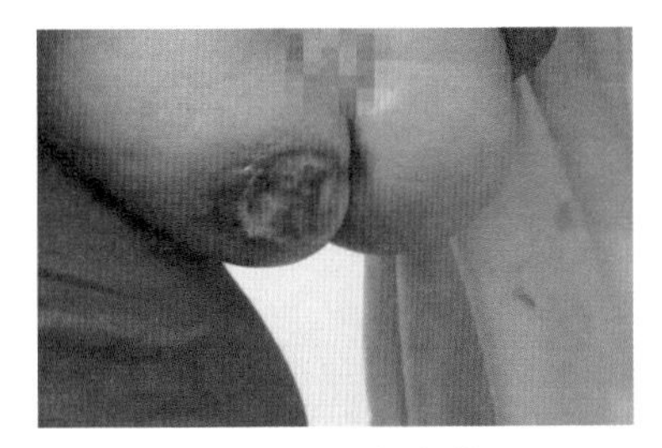

图 7-6　治疗前

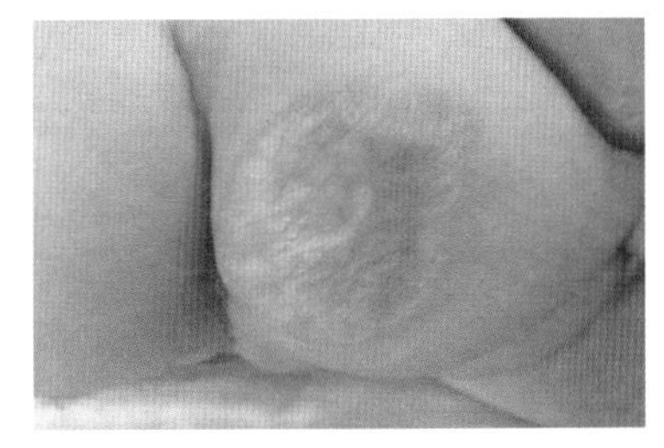

图 7-7　治疗后

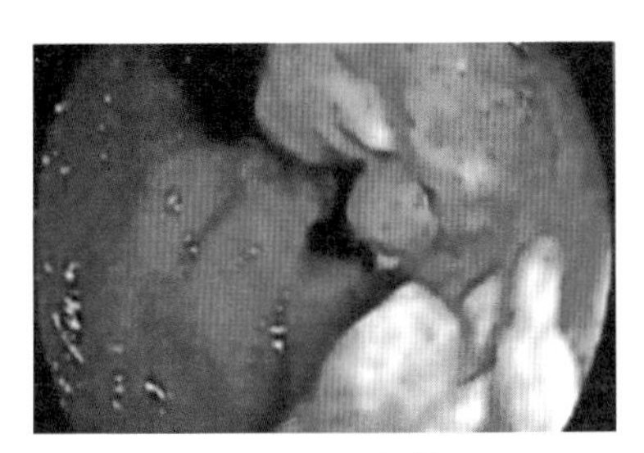

图 7-8　术前

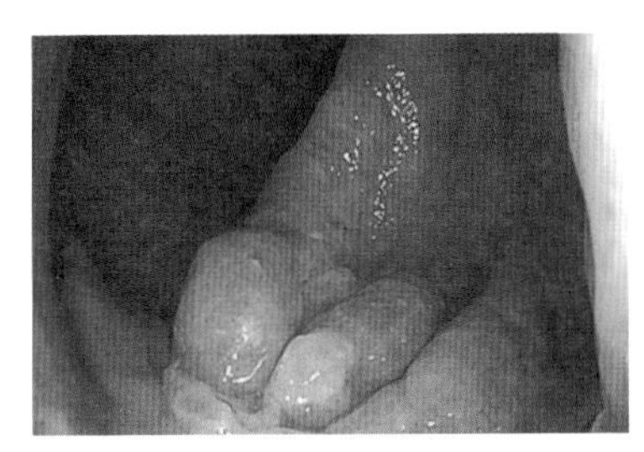

图 7-9　术后一个月

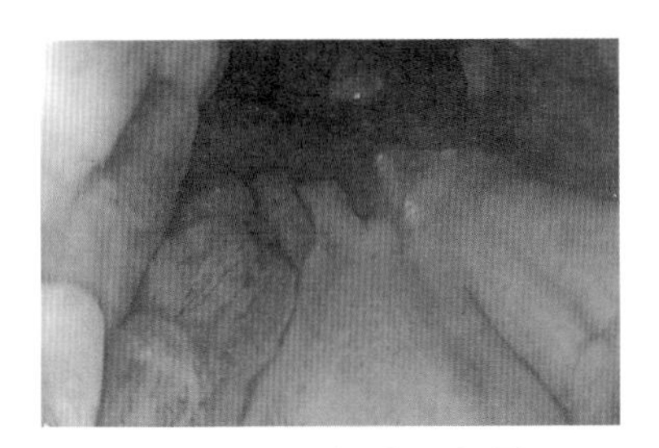

图 7-10　术后两个月

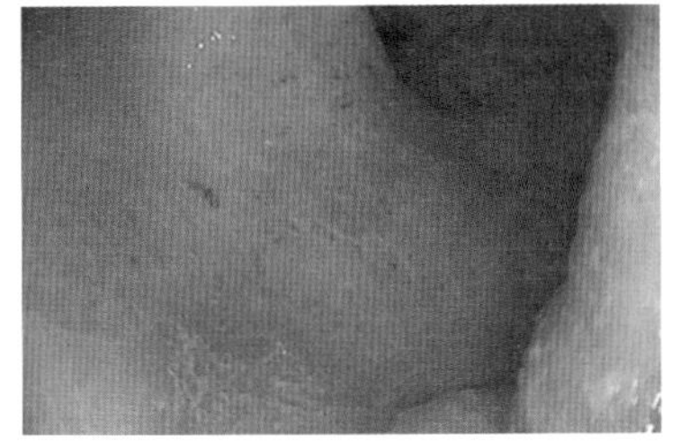

图 7-11　术后三个月